Die Hygiene im Schriftgießereigewerbe

Eine Studie über die deutsche Schriftgießerei

von

Prof. Dr. Arthur Seitz
Hygienisches Institut der Universität Leipzig

Berlin und Leipzig 1924
Walter de Gruyter & Co.
vormals G. J. Göschen'sche Verlagshandlung · J. Guttentag, Verlagsbuchhandlung · Georg Reimer · Karl J. Trübner · Veit & Comp.

Die Hygiene im Schriftgießereigewerbe

Eine Studie über die deutsche Schriftgießerei

von

Prof. Dr. Arthur Seitz
Hygienisches Institut der Universität Leipzig

Berlin und Leipzig 1924
Walter de Gruyter & Co.
vormals G. J. Göschen'sche Verlagshandlung · J. Guttentag, Verlagsbuchhandlung · Georg Reimer · Karl J. Trübner · Veit & Comp.

Druck von Metzger & Wittig in Leipzig.

Vorwort.

In vorliegender Schrift sind die erweiterten Untersuchungen und Erhebungen zusammengefaßt, welche in Schriftgießereien und an ihren Arbeitern vor etwa Jahresfrist angestellt wurden. Das Schriftgießereigewerbe stellt einen Ausschnitt aus dem gesamten polygraphischen Gewerbe dar, in welchem zahlreichen Unterabteilungen mannigfache Möglichkeiten gewerblicher Schädigung entsprechen. Es mußte daher locken, ihre Einzeldarstellung zu unternehmen und damit eine Lücke in unserer gewerbehygienischen Literatur auszufüllen.

Mit wurden die Untersuchungen ermöglicht durch Mittel, welche sowohl der Verein deutscher Schriftgießereien wie auch die Deutsche Buchdrucker-Berufsgenossenschaft zur Verfügung stellten. Beiden sei auch hier bester Dank ausgesprochen.

Leipzig, August 1924.

A. Seitz.

Inhalt.

Die Hygiene im Schriftgießereigewerbe.

Zahlreiche gewerbehygienische Arbeiten liegen über das polygraphische Gewerbe in seiner Gesamtheit vor, und es sind wohl die Setzer und Buchdrucker aus diesem Sammelbegriff — welcher Setzer, Drucker, Schriftgießer und farbigen Steindruck umfaßt —, über welche die meisten Untersuchungen bezüglich Arbeitsstätten und Gesundheitszustand angestellt worden sind. Kein Wunder, daß das numerische Übergewicht dieser Berufskategorie diese in den Brennpunkt gewerbehygienischen Interesses rückte, entfielen doch 1907 von den 200000 Personen, welche ungefähr der polygraphische Beruf umfaßte, 185000 allein auf Buchdruck, Stein-, Metall- und Farbendruck, und erst die übrigen 15000 waren Schriftgießer und Schriftschneider.[1] Die Betrachtung von Krankenkassenberichten und Berufsstatistiken scheint jedoch schon den Schluß zuzulassen, daß das Schriftgießereigewerbe mit zu den exponiertesten des ganzen polygraphischen Gewerbes gehört. Neben einer erhöhten Tuberkulose-Erkrankungsziffer und auffallender Häufung an rheumatischen Leiden, sind es die gewerblichen Vergiftungen, insonderheit die Bleivergiftung, zu denen Schriftgießer und ihre verwandten Zweige ein starkes Kontingent stellen. Der klassische klinische Kenner der Bleierkrankungen, Tanquerel des Planches, kannte bereits die weit größere Häufigkeit von Bleivergiftungsfällen bei Gießern, verglichen mit Druckern und Setzern. Spätere Autoren weisen an der Hand von Blutuntersuchungen und statistischem Material gleichfalls auf das verschiedene Befallensein mit Bleierkrankungen der beiden genannten Berufszweige hin. Paul Schmidt[2] fand die Schriftgießer und Schmelzer mit 12·6% an der Basophilie beteiligt, Galvanoplastiker und Stereotypeure mit 11·6%, Schriftschleiferinnen mit 3,7%, Schriftsetzer mit 5·8%. Teleky[3] zeigte an der Zusammenstellung einer zuständigen Wiener Krankenkasse, daß die Gießer mehr als doppelt so viel Erkrankungsprozente an Bleivergiftung aufzuweisen haben als

[1] Grotjahn Kaup, Handwörterb. d. soz. Hyg. I.

[2] Über Bleivergift. u. ihre Erkennung, Arch. f. Hyg., Bd. 63.

[3] Aus Telekys Übersetzung von Legge u. Goadby, Gremialkrankenkasse der Buchdrucker u. Schriftgießer in Wien.

Setzer und Drucker. Ähnliches entnehmen wir einer Übersicht der Bleivergiftungen der unter Bleigefahr stehenden Mitglieder der Dresdner Ortskrankenkasse 1911, wo unter den Setzern, Buchdruckern und Arbeitern im polygraphischen Gewerbe 1·90% gegen 3·40% Bleierkrankungen bei den Schriftgießern zu verzeichnen waren.

Während der weibliche Arbeiter in den Buchdruckereien der gewerblichen Vergiftung lange nicht so ausgesetzt ist wie der männliche Arbeitsgenosse, zeigt sich bei den Schriftgießereiarbeiterinnen das umgekehrte Verhältnis. Nach den Berichten der rheinischen Gewerbeaufsichtsbeamten war die Zahl der Erkrankungen der Kassenmitglieder für 1910/11 in % bei dem weiblichen Arbeiter im Buchdruck 77·2, in Schriftgießereien jedoch 94·0; entsprechend betrugen die Krankheitstage 1602 gegenüber 1980 Tagen in Gießereien. Nun betont allerdings schon Teleky (l. c.), daß bei exakter Diagnosenstellung sich die Zahl der Bleivergiftungen verringert, und ein gewiegter Kenner der praktischen Verhältnisse wie Joh. Schönfeld[1], spricht geradezu von einer „Bleihysterie“, der eine große Menge von Buchdruckern und Schriftsetzern ausgesetzt sei. Auch von diesem Gesichtspunkte aus mußte es von Interesse sein, der Frage näher zu treten, wie in hygienischer Beziehung die Spezialgruppe der Schriftgießer dasteht. Kommt hinzu, daß eine eingehende neuzeitliche Bearbeitung der gesundheitlichen Verhältnisse des Schriftgießereigewerbes nicht vorliegt.

1. Gewerbehygienische Untersuchungen in Gießereibetrieben.

Zuerst wurde untersucht die Frage nach der Möglichkeit der Entstehung von Bleidämpfen durch die Gießpfannen der Schriftgießereimaschinen. Vielfach begegnet man irrtümlichen Anschauungen, was man unter „Gießpfannen“ zu verstehen hat. Zur Erläuterung auch noch einiger anderer Begriffe des Gießereigewerbes diene Folgendes: Nachdem im Jahre 1838 die erste brauchbare Gießmaschine erbaut worden war, entwickelte sich aus dieser zunächst die Handgießmaschine, welche dem Schriftgießer das „Instrument“ aus der Hand nahm, und seine Arbeit beschränkte sich, nachdem er die Maschine „zugerichtet“ hatte, auf das Drehen einer Kurbel. Durch die Drehung der Kurbel legt sich das geschlossene Instrument vor den Gießmund, im gleichen Augenblick senkt sich ein Kolben in dem Behälter, welcher das flüssige Metall enthält und spritzt einen Strahl flüssigen Metalls in das „Instrument“. Dieser Behälter für das flüssige Metall ist die „Gießpfanne“. Die durch diese Handgießmaschine geförderte Letter bedarf

[1] Geschäftsbericht d. O.K.K. f. L. u. Umg. 1912.

noch weiterer Bearbeitungen, insonderheit des Abbrechens und Abschleifens des Angusses der scharfen Kanten, was bald in einer neuen verbesserten Maschine vereint wurde, in der Komplettgießmaschine. Stellte sich die tägliche Produktion an Buchstaben bei der alten Maschine auf 12—20000 Stück, konnte die neue Komplettgießmaschine täglich 40—50000 neue Typen liefern, wenigstens bei kleinem „Kegel", d. h. kleinen Schriften und „Dickte der Typen" (seitliche Ausdehnung). Auch die Komplettgießmaschine hat bei aller Vervollkommnung die „Gießpfanne" mit dem flüssigen Metall in unmittelbarer Nähe des Gießers. Diese „Komplettmaschinen" haben übrigens nie die alten Gießmaschinen, selbst die mit Handbetrieb, aus den Gießereien verdrängen können. Ein Grund ist, daß man größere Schriften auf Komplettmaschinen nicht mit derselben Schnelligkeit gießen konnte wie solche kleinen Kegels, ihre Verwendung sogar für manche mit besonderer Sorgfalt zu gießenden Schriften ausgeschlossen ist. So erklärt es sich, daß wir heute im Schriftgießergewerbe Großbetriebe haben, in denen nur wenige Komplettmaschinen arbeiten, während im übrigen der Arbeitsprozeß noch zerlegt ist und besondere, meist von Frauen bediente Vollendmaschinen die nach dem Guß noch erforderlichen Manipulationen verrichten. Außerdem sind immer noch zum Nachprüfen der Schriften und auch zum Fertigmachen gelernte Arbeitskräfte tätig. Von der „Gießpfanne" absolut zu unterscheiden ist der „Schmelzkessel", womit man im Gießereigewerbe große Behälter zu bezeichnen pflegt, in denen in den Stereotypien das Metall flüssig gemacht wird, um die Pappematrizen auszugießen, die hauptsächlich im Zeitungsgewerbe den Guß ganzer zusammenhängender Seiten ermöglichen.

Früheren Anschauungen zufolge ist die Gefahr der Bleidampfinhalation von Gießpfannen ausgehend äußerst gering. So führt Villaret in Albrechts Handbuch der praktischen Gewerbehygiene aus, „daß die Schriftgießer unter Blei weniger zu leiden haben, da beim Gießen der Lettern wegen des niedrigen Schmelzpunktes keine Bleidämpfe entstehen. Ferner heißt es in dem Handbuch, „beim eigentlichen Gießen, sc. der Typen, sind die Arbeiter schädlichen Exhalationen kaum ausgesetzt, da der Schmelzpunkt der Legierung unter dem Verflüchtigungspunkt liegt." Bevor wir auf die eigenen Untersuchungen betreffend die wichtige Frage der Temperaturen in und in der Nähe der Gießpfannen eingehen, müssen wir kurz die Legierungen besprechen, weil sich nach ihnen die Temperaturen in den Gießpfannen wesentlich zu richten haben. Das Schriftmetall oder „der Zeug", wie es in der Zunftsprache heißt, wird von verschiedener Zusammensetzung genommen, je nach der Bestimmung, der das Gegossene dienen soll. Viel benutzte Schriften werden der Abnutzung mehr unterliegen und daher auch einen erhöhten Zusatz von Hartmetall erhalten; Leermaterial, vielfach „Regletten" genannt, wird hingegen überwiegend aus Weichmetall bestehen können. Die Schwankungen in der Legierung ergeben sich also aus dem Zusatz von härtendem Metall zum Blei, hierzu dient vorzugsweise Antimon und Zinn. Blei schmilzt bei 335°, nach Untersuchungen jedoch, die zwecks Vermeidung der Oxydation in einem trocknen Wasserstoffstrom vorgenommen wurden, scheint der genaue Schmelzpunkt bei 326° zu liegen. Bei Zufügen von Antimon zum Blei bis zu 14% wird der Schmelzpunkt auf eine nahezu gleichmäßige Höhe von etwa 247° C gebracht, mit erhöhtem Zusatz von Antimon steigt auch der Schmelzpunkt. Der vereinzelt angewandte geringfügige Zusatz von Cu soll dem Zeuge größere Zähigkeit verleihen. Innerhalb der einzelnen Schriftgießereien ergeben sich gewisse Abweichungen in der Zusammensetzung. Beifolgend zwei der gebräuchlichsten Legierungen, wie sie in zwei der größten Schriftgießereien Sachsens Anwendung finden.

Tabelle I.

Gießerei I, Leipzig.

Metall in Prozent				
Pb	Sb	Zn	Cu	
66	25·8	7·3	0·9	1. *B* = Buchzeug
60	25	15	—	2. *S* = Schriftzeug
63	27	10	—	3. *E* u. *Y* = Einfassungs- u. Notenzeug
92	7	1	—	4. } *Q* = Quadraten
82	15	3	—	5. }
				Gießerei II, Leipzig
77	18—20	3	—	1. *B* = Buchzeug
70	25	5	—	
67	28	5	—	2. *A* = Normalzeug für Typen
83·5	15	1·5	—	

Die Messungen nahmen wir mit einem thermoelektrischen Pyrometer (Platin-Rhodium-Thermoelement) vor, welches vorher geprüft und geeicht worden war. Gemessen wurden zunächst die gebräuchlichsten Legierungen und die gangbarsten „Kegel" (vgl. Tabelle II).

Wie zu erwarten, wurden also an verschiedenen Gießmaschinen je nach der Legierung die verschiedensten Temperaturen gemessen, teilweise mit sehr bedeutenden Schwankungen. Die hier gemessenen Temperaturen gingen bereits um ein Beträchtliches hinaus über diejenigen, welche bisher im Arbeitsstatistischen Amt des Handelsministeriums Wien gemessen worden waren, wo bei Komplettgießmaschinen 450° C festgestellt worden war. Es war anzunehmen, daß sich bei weiterem Studium der Praxis des Betriebes noch andere Schwankungen ergeben würden.

Tabelle II.

Temperaturen der Metallbäder (Inhalt der Gießpfannen, gemessen mit einem Platin-Rhodium-Thermoelement).

a) Metallegierung für *B*-Zeug, Große Kegel-Maschine, 9·8° Galvanometerausschläge = 367° C.
b) Metallegierung für *E*-Zeug, Mittlere Kegel-Maschine, 14·5° Galvanometerausschläge = 508° C.
c) Metallegierung für *S*-Zeug, Mittlere Kegel-Maschine, 10° Galvanometerausschläge = 371° C.

Temperaturen des Inhalts der verschiedensten Gießpfannen

Gießerei I								Gießerei II								
Bezeichnung der Legierungen	Galvanometer-ausschlag	Temperatur	Name des Gießers	Bezeichnung der Legierungen	Galvanometer-ausschlag	Temperatur	Name des Gießers	Bezeichnung der Maschine	Legierung in Proz.			Galvanometer-ausschlag	Temperatur	Galvanometer-ausschlag	Temperatur
									Pb	Sb	Zn				
B	16·2	566°	Ra . . .	*B*	16·1	562°	Ke . . .	Reglettenm.	83	15	2	8·8	333°	8·6	326°
B	12	440	Wieg . . .	*B*	13·9	494	Jac . . .	Handm.	67	28	5	11·3	415	11·6	424
J u. *B*	10·8	400	Ke . . .	*E*	17·2	581	Kö . . .	Hohlstegm.	83	15	2	10·1	376	9·8	366
E	14·2	500	Kö . . .	*B*	15·3	533	Rö . . .	Foucherm. 1	67	28	5	—	—	10·8	400
S	13·5	490	Ri . . .	*E*	15·9	556	Bö . . .	Foucherm. 2	67	28	5	10·8	400	10·8	400
S	13·9	494	Um . . .	*B*	10·1	376	Schnei . . .	Foucherm. 2	70	25	5	10·1	376	8·7	330
B	12·8	466	Za . . .	*B*	10·2	376	Thi . . .								
B	15·2	533	Bau . . .	*B*	17·1	581	Schu . . .								
S	12·0	440	Sei . . .	*B*	17·3	597	Ehe . . .								
B	10·6	396	Kö . . .	*B*	15·9	556	Bö . . .								
S	14·5	510	Kü . . .	*B*	14·5	510	Stein . . .								
B	9·8	366	Ze . . .												
S	16·2	566	Ha . . .												
S	16·5	576	Schn . . .												

In der Tat stellen schon die „Gießregeln“ gewisse Normen auf, nach denen die Temperatur geändert wird.

So wird die Temperatur desto höher eingestellt, je kleiner die zu gießende Schrift, da stark erhitztes Metall leichter die feine Öffnung des „Instruments“ passiert. Für Lettern mit einem komplizierten „Bild“, d. h. Typen mit viel Windungen und Zierrat, wie etwa bei Fraktur und Gothik, wird stets ein „Zeug“ mit einem hohen Prozentsatz an Antimon gewählt, in vielen Gießereien *E* („Einfassung“) oder *S* („Schriftzeug“) genannt. Andererseits darf der „Zeug“ auch nicht allzu heiß gegossen werden, weil er sonst „krätzig“ wird, d. h. kleine Löcher aufweist, die durch feinste Bläschen im Metall verursacht werden. Zu heißes Metall kann ferner auch zu schlechtem Guß führen, indem es sich gewissermaßen in die Gußform, die „Mater“, einfrißt und nunmehr nur schwer aus der Form sich lösen läßt. Gehen wir aber den eigentlichen Verhältnissen in den Schriftgießereien nach, so sehen wir bald, daß noch andere Schwankungen in Betracht kommen müssen in der Handhabung der Temperaturen der Gießpfannen, das sind die individuellen Fehlerquellen. Es sollte eigentlich jeder Schriftgießer an der Hand seines erhaltenen „Gießzettels“ genau für jeden Zeug und Type eine bestimmte, ihm bekannte Temperatur in der Gießpfanne seiner Maschine aufweisen. Wie wenig diese Temperaturen jedoch bei den einzelnen Gießern übereinstimmen, zeigt folgende Tabelle:

Tabelle III.

Wiederholte Messungen des Metalls bei ein und demselben Gießer am gleichen Morgen.

Name des Gießers	„Zeug“	Es wird zur Zeit der Messung gegossen Type	Zeit	Galvanometerausschlag	Temperatur
Nit...	*B*	*c*	10^{27}	15·7°	556°
	B	*a*	11^{02}	14·9	519
	B	*a*	11^{27}	15·2	533
Nit...	*B*	*n*	10^{28}	15·3	533
	B	*n*	11^{06}	14·4	510
	B	*n*	11^{28}	14·8	516
	B	Punktur	11^{58}	15	521
Gü...	*B*	Punktur	10^{36}	14·9	519
	B	Punktur	11^{10}	15·6	538
	B	Punktur	11^{36}	14·2	500
	B	groß *W*	12^{01}	14·2	500
Gü...	*B*	*g*	10^{42}	16·1	562
	B	*h*	11^{14}	16·1	562
	B	*n*	11^{42}	14·4	510
	B	*n*	12^{12}	15·1	524

Gemessen wurden also die Temperaturen bei einem und demselben Gießer, bei ein und demselben Typenguß, mit kurzem Zeitintervall. Auch hier sehen wir bedeutende Unterschiede in den einzelnen Temperaturen der Gießpfannen, Temperaturunterschiede bis zu 38°.

Fragen wir uns gleich: worauf beruhen diese individuellen Schwankungen der Gießtemperaturen? Ohne Frage auf der rein subjektiven Beurteilung der Temperatur des Metalls von seiten des Gießers. Anhaltspunkte für die von Fall zu Fall erheischte Temperatur hat derselbe beispielsweise an dem Gang des Gießinstruments. Befragt man den Gießer, so wird man hören, daß wenn zu kalt gegossen wird, der Gießkolben schmiert, d. h. einen schweren Gang hat und ein singendes Geräusch abgibt beim Durchpressen des flüssigen Metalls. Einen anderen Indikator für die Temperatur gibt die Oberfläche des Metalls ab. Bei zu niederer Temperatur zeigt nach Entfernung der Krätze (die Oxydationsschicht auf der Oberfläche des Metalls) die flüssige Metallfläche glatte Spiegelung mit Neigung zu langsamer Faltenbildung. Hat das Metall hohe Temperatur, entsteht die Oxydation, Falten- und Krätzebildung rascher. Andere Anhaltspunkte hat der Gießer an der Farbe des gegossenen „Kegels". Dieser läuft blau an, wenn zu kalt gegossen wird. Der gut gegossene Kegel soll weiß sein. Ein großer Teil der Gießer, wenigstens in Leipzigs Betrieben, steht bereits in vorgerücktem Alter. In einer der größten Gießereien waren 18% zwischen 50 und 60 Jahren, 25% zwischen 60 und 70 Jahren alt. Rechnet man zur Altersabstumpfung der Sinne, die Entfernung der Pfanne vom Arbeiter, der sich zwecks Kontrolle der Oberfläche des Metalls stets überbeugen muß, berücksichtigen wir, daß die Bedienung der Bunsenbrenner oder mit komprimierter Luft beschickten Gasflammen unter den Gießpfannen äußerst unregelmäßig erfolgt, so verstehen wir, daß hier mit eine Hauptursache liegt für die Überhitzung der Gießsäle.

Mit diesen hohen Temperaturen in den Gießpfannen hängt aber auch zusammen die Möglichkeit der Verflüchtigung von Bleidämpfen. Lewin[1], der die Bedingungen für die Bildung von Bleidämpfen in Bleischmelzkesseln von Kabelwerken und ähnlichen Betrieben untersuchte, fand, daß reines Blei aus einem Bleischmelzkessel bei Temperaturen von 500—520° C nicht in Dampfform übergeht, gibt allerdings zu, daß Blei mit fremden Beimengungen, z. B. mit Zinnzusatz, bereits bei niederer Temperatur sich verflüchtigen kann. Versuche über die Frage, ob sich bei den Temperaturen, die in den Gießpfannen der Gießmaschinen nach unseren Untersuchungen vorkommen, unter den Bedingungen der Praxis Bleidämpfe entwickeln können, waren daher

[1] Z. f. Hyg. u. Inf., Bd. 73, S. 154.

angezeigt. Zunächst wurden die Temperaturen über den Metallbädern der Gießpfannen festgestellt, verbunden mit der Feststellung, ob über dem flüssigen Metall etwa schon Metalldämpfe nachweisbar waren.

Tabelle IV.

Temperaturen über dem Flüssigkeitsspiegel der Bleibäder.

Abstand vom Metallspiegel	Gießmaschine für *B*-Zeug Temp. d. Metalls 367°	Gießmaschine für *S*-Zeug Temp. d. Metalls 371°	Gießmaschine für *E*-Zeug Temp. d. Metalls 508°
1 cm	145°	151°	210—220°
5	100°	143°	200—205°
10	90°	117°	110—112°
20	74°	61—63°	90°
50	42°	46—47°	52—55°

Geprüft wurde derart, daß in verschiedenen Abständen mit gelbem Schwefelammonium getränkte, rauhe Porzellantiegel, in weiterer Entfernung auch getränkte Filtrierpapiere aufgehängt wurden für 15 bis 60 Minuten. Eine fortgesetzte Erneuerung des Schwefelammoniumbelages des Tiegels erwies sich als nötig, da bei den hohen Temperaturen rasch eine Verflüchtigung des Chemikaliums eintrat. Das Resultat war, daß über keiner, auch nicht der höchsttemperierten Gießpfanne, in Abständen von 1 bis 50 cm sich Bleidämpfe (noch Antimon) nachweisen ließen. Genaue Auskunft über diese Frage konnte aber offenbar nur die Untersuchung größerer Luftmengen ergeben über den Gießpfannen. Die Absaugung wurde im Laboratorium vorgenommen, da sich dies aus technischen Gründen in dem Betriebe selbst nicht bewerkstelligen ließ. Wir stellten die Verhältnisse der Praxis her, indem wir die Absaugung über einem meist gangbaren Modell einer Gießpfanne vornahmen. Die Gießpfanne, Größe 24 qcm, Tiefe 18 cm, umgeben von ihrem Eisenmantel, wurde mit dem „Zeug“ beschickt, zu dem wir eine viel benutzte Legierung (B = Buchzeug) verwandten. Die Erhitzung der Gießpfanne erfolgte durch verschiedene Gasstichflammen, durch die wir sehr hohe Temperaturen erzielten. In der Gießpfanne werden 5 Pfund „*B*-Zeug“ geschmolzen, Durchmesser des Bleispiegels 14 cm. Über der Gießpfanne wurde ein Glaszylinder (bleifrei!) befestigt von einem Durchmesser von 22 cm, sein Abstand vom Pfannenrand betrug 2 cm, vom Metallspiegel 12 cm. Mit der Wasserstrahlpumpe werden 192 Liter Luft pro Stunde abgesogen, gemessen durch Gasuhr. Die abgesogene Luft streicht durch eine Vorlage von Glaswolle (diese war vorher geprüft und bleifrei gefunden), sowie ein U-Rohr mit Porzellanstückchen, welche mit Kaliumcarbonat und Glycerin getränkt sind, zur Vermeidung der Austrocknung. Es betrugen:

Tabelle V.

Die Galvanometerausschläge			Die Temperaturen
am 11. 1. 23.			
um 6^{15h}	$11 \cdot 8^0$	also	432^0 C
„ 6^{30}	$11 \cdot 5$		423
„ 6^{45}	$11 \cdot 5$		423
am 12. 1. 23.			
um 12^{15h}	12		440
„ 12^{30}	$13 \cdot 2$		480
„ 12^{45}	$14 \cdot 3$		503
„ 4^{10}	$13 \cdot 0$		473
„ 4^{30}	$15 \cdot 0$		521
„ 5^{45}	$16 \cdot 2$		558
„ 6^{45}	$16 \cdot 0$		550
am 13. 1. 23.			
um 10^h	$14 \cdot 0$		500
„ 10^{30}	$14 \cdot 3$		521
„ 11^{15}	$15 \cdot 0$		521
„ 12^{45}	$14 \cdot 6$		510

In $8^1/_2$ Stunden wurden 1632 Liter Luft abgesogen.

Der Absaugung folgte die Abspülung der Apparatur mit $1^0/_0$ Salpetersäure, die Eindampfung und die Untersuchung auf Blei und Antimon (bzw. Bleichromat und Antimonsulfit). Bei einem ersten Versuch fanden wir im Trichter 0·2 mg, bei einem zweiten 0·35 mg Blei. Antimon stets nur in nicht wägbaren Spuren. Das U-Rohr war frei in beiden Fällen. Allerdings möchten diese Mengen an und für sich geringfügig scheinen. Berücksichtigen wir aber, daß die Gießer jahraus jahrein mit knappen Unterbrechungen diesen Dämpfen ausgesetzt sind, so kann sehr wohl eine allmähliche Summierung dieser kleinen Bleimengen — auch dieser durch die Atmung aufgenommenen Mengen — erfolgen und sich den Hauptmengen, die per os aufgenommen werden, hinzuaddieren.

Bedenken wir, daß der Mensch mit jedem Atemzuge etwa 450 bis 500 ccm Luft einatmet und in der Minute 16—18 Atemzüge macht, so beträgt das eingeatmete Quantum in 8 Arbeitsstunden etwa 3456 Liter Luft. In 1632 Liter Luft wurden somit bei Zugrundelegung der kleinsten aufgefundenen Menge 0·2 mg nachgewiseen, pro 1 Liter also $\frac{0 \cdot 2}{1632}$. Die in den 8 Arbeitsstunden des Tages aufnehmbare Bleimenge beläuft sich somit auf $\frac{0 \cdot 2 \times 3456}{1632}$, die in einem Jahre (zu 300 Tagen) auf

$\frac{0 \cdot 2 \times 3456 \times 300}{1632} = 127$ mg als Bleidampf oder in Form feinster verstäubter mitgerissener Partikelchen.

Wenn auch der Gießer an einer der Pfanne entgegengesetzten Seite der Gießmaschine steht, etwa 30 cm, bei größeren Maschinen auch 40 cm von ihr entfernt, und ein Teil der Gießmaschine (der Turm der Pumpe) sich zwischen der Pfanne und dem Gießer befindet, ferner der Auftrieb infolge der starken Erhitzung der Luft (noch in 50 cm Abstand von der Pfanne wurden bis zu 55° C gemessen) beträchtlich ist, so möchte ich doch die Gelegenheit zur Einatmung der Ausdünstungen der Pfannen nicht allzu gering bewerten. Nicht nur ist jeden Augenblick erforderlich, daß der Gießer dem Metallspiegel nahekommt zwecks Entfernung der Krätze (der Oxydationsschicht auf dem Metallspiegel), auch die Manipulationen bei neuer Beschickung der Pfanne mit ungeschmolzenem Metall bringen die unvermeidliche Näherung des Gesichtes des Gießers an die Pfanne mit sich, insbesondere bei älteren schwachsichtigen Gießern. Immerhin können auch wir in den Schriftgießereien den Bleidämpfen nur eine sekundäre Rolle zusprechen, was Gelegenheit zur Bleiaufnahme betrifft. Anders die Aufnahme durch die Verdauungswege. Von jeher ist der Staub schwerwiegender bewertet worden und mit ihm die Gelegenheit, Blei zu verschlucken. Mit Recht sagt Lehmann[1], daß die vielen chronischen Bleivergiftungen schon durch schwach bleihaltiges Wasser eine eindrucksvolle Sprache sprechen und uns zwingend auf die Wichtigkeit des verschluckten Bleies hinweisen. Die Beobachtung, daß reichlich, schon durch die Zufälligkeiten des Gewerbes an und für sich Staub produziert wird, auch in den moderner ausgestatteten Gießereien, wird man bei unverhofften Besuchen in den Betrieben leicht machen können. Schon beim Entfernen der „Krätze“ mit dem Schöpflöffel, eine periodisch wiederkehrende Manipulation, wird Staub aufgewirbelt, indem die Sitte besteht, diese „Krätze“ auf den staubigen Boden zu schleudern. Eine weitere wichtige Quelle ist natürlich der Staub, der von den „Abbrecherinnen“ und Hand- sowie Maschinenschleiferinnen ausgeht, aber auch auf den Vorsprüngen der Gießmaschinen selber wird Staub in Menge angetroffen. Überwiegend ist dieser schwer und kommt nicht in den aufgewirbelten Staub, dennoch ist flugfähiger Bleistaub stets auch in beträchtlichen Entfernungen von den Gießmaschinen festzstellen. Der starke Auftrieb über den ungeschützten Gießpfannen trägt dazu bei, ihn ständig in Schwebe zu erhalten. Wie aus der Tabelle VI ersichtlich, gelingt es, in den Gießersälen folgende Staubmengen abzusaugen:

---

[1] Lehrb. d. Arb. u. Gewerbehyg. 1919.

Tabelle VI.

Vermittels des Ascherschen Apparates wird die Luft abgesogen, Nachweis durch ein Rubnersches Staubfilter. Kolorimetrische Vergleichsmethodik durch Petroleumrußpapier.[1] Auf je 10 qcm Fläche

	In 500 Liter Luft des				
1.	Gießsaal I	11^{50}	vorm.	An Längswand, ohne Maschinen	0·008 mg
2.	,, I	12^{10}	,,	Mitte d. Saales, 1 m v. Eßtisch	0·011
3.	,, I	12^{20}	,,	3 m vom Eßtisch	0·01
4.	,, II	8^{h}	,,	Mitte des Saales	0·025

Wiederholung von 1. u. 2. aber je 1000 Liter Luft, je 0·02 bzw. 0·018 mg.

Von besonderem Interesse mußte es aber sein, inwiefern sich auch in dem schwereren Staub, der Metall mit sich führt, Blei und Antimon — welche die Legierungen hauptsächlich zusammensetzen, nachweisen läßt. Untersucht wurden:

1. ein Eßtisch, der 2 Stunden vorher gereinigt worden war,
2. ein Regal hinter dem Fahrstuhl, etwa 1·50 m vom Erdboden entfernt,
3. eine eiserne Treppe, welche in den Saal mündete,
4. der obere Rand der Gießmaschinen selber.

In allen vier Staubproben ließen sich Blei und Antimon reichlich nachweisen. Überraschend ist dies Resultat insofern wohl nicht, als in diesen Staubproben neben stark flugfähigem, grauschwärzlichem Staub auch schwerer flugfähige Flitter vorkamen, die sich mikroskopisch als Blei erwiesen, die jedoch nur durch den starken Auftrieb der über den Gießpfannen erhitzten Luft an die zum Teil schwer zugänglichen Stellen deponiert sein konnten.

Tabelle VII.

Quantitativer Nachweis des Staubes und seines Gehalts an Blei und Antimon auf 1 qm weiße Fläche in 20 Stunden.

Nr.		Menge Staub in mg	Blei in mg	Antimon in mg	Antimon in %
1	Gießsaal I, Regal Mitte des Saales, Höhe in 1·50 m	23·3	4·807	1·10	18·6
2	Gießsaal II, zwischen den Maschinen auf dem gereinigten Fußboden . .	749	376·76	91·65	19·6
3	Gießsaal II, linke maschinenfreie Seite, in 1·20 m Höhe	14·3	5·448	1·307	19·3
4	Gießsaal II, rechte maschinenfreie Seite, in 2 m Höhe, auf Schrank	18	6·088	1·287	17·4
5	Gießsaal I, Eßtisch 1 m Höhe	76	3·204	Spuren	
6	Gießsaal I, Regal hinter Fahrstuhl, geschützte Lage, 1·50 m Höhe . . .	13	7·370	1·41	16·1

[1] Orsi, Arch. f. Hyg., Bd. 68.

Die Bewertung dieser im Staube nachgewiesenen Metallmengen kann nur richtig erfolgen, wenn wir die Zustände in manchen großen Gießereien (bis zu 60 Gießer) berücksichtigen. In manchen dieser großen Betriebe hat trotz Gewerbeverordnung und Gesetz ein eigener Speiseraum noch nicht abgetrennt werden können, so daß die Gießer ihr Frühstück unmittelbar neben die Maschinen, die Abbrecherinnen und Justierer auch auf dieselben Tische legen, auf denen es von Metallpartikeln glitzert. Ebenso werden auch andere Speisen unmittelbar mit dem Metall in Berührung gebracht; die Eßnäpfe werden mit Vorliebe an den Rand der Gießpfannen gestellt, um sie zu erwärmen, eine weitere Möglichkeit, im Laufe der Zeit Bleipartikeln — oder auch Antimon — per os aufzunehmen.

Diese Frage der Aufnahme von Metall per os durch die Hände führte uns dazu, diesem Punkte in den Gießereien selber nachzugehen. In jedem Betriebe ist Vorschrift, die Reinigung der Hände vor dem Essen. Bei zahlreichen Besichtigungen der verschiedensten Gießereien konnten wir die höchst mangelhafte Befolgung dieser Vorschriften beobachten. Bei der Mittagspause eilen viele, Frauen und Mädchen vornehmlich, fort aus dem Betrieb in ihre in der Nachbarschaft gelegene Wohnung, ohne sich vorher gereinigt zu haben. Den über die Mittagspause im Betriebe bleibenden Arbeitern ist zum Teil die Reinigung der Hände vor dem Essen jedoch auch nicht zu einer Obliegenheit geworden, die ihnen leicht gemacht wird. Es erscheint die Forderung, die ich häufig erheben hörte, nach warmem Wasser zum Reinigen der fettigen, verschmutzten Hände berechtigt. Ebenso muß in vielen Betrieben die Seifenzulage (alle 3 Wochen ein Stück Kernseife von 150 g, sowie alle 14 Tage ein Stück „Kresil"-Seife von 100 g), wozu ein Handtuch alle 14 Tage ausgegeben wird, als durchaus unzulänglich bezeichnet werden. Schon Paul Schmidt nahm Untersuchungen der Hände vor, indem er verschiedene Kategorien von Arbeitern aus Bleibetrieben auf das Haftenbleiben von Blei nach der Arbeit untersuchte. Daß in der Tat die Reinigung der Hände unserer Arbeiter aus Gießereien vor der Einnahme ihrer Mahlzeit in dem Betriebe vielfach nicht viel mehr bedeutet wie eine symbolische Handlung, zeigte eine Nachprüfung der Hände nach der üblichen Waschung mit Wasser und Seife, unmittelbar bevor die Mittagspause angetreten wurde.

Nach vorheriger sorgfältiger Reinigung wurden die Hände 10 Min. lang in etwa 500 ccm 3%iger Essigsäure leicht abgewaschen ohne Zuhilfenahme von Bürste. Eindampfen des Waschwassers auf den 10. Teil, Untersuchung auf Bleichromat und Antimonsulfit in üblicher Weise.

Tabelle VIII.

Haftet den Händen nach der üblichen Waschung (vor der Mahlzeit) noch Blei oder Antimon an?

Gießer	Pb in mg	Sb in mg	Schleife-rinnen	Pb in mg	Sb in mg	Ab-brecherin	Pb in mg	Sb in mg
Ri.	2·564	Spuren	Kacz. . .	3·076	0·215	Bö. . . .	2·371	0·287
Za.	3·268	0·358	So.	8·011	0·789			
Rö.	7·178	Spuren	Ri.	5·576	Spuren			
Kö.	3·332	0·430						
Ang. . . .	4·166	0·287						
Zoch. . .	5·576	0·574						
Schu. . .	3·845	Spuren						

Bei Gießern und Schleifern hatte Paul Schmidt nach 5 Arbeitsstunden ohne Reinigung der Hände Werte von 31 bzw. 21 mg gefunden, dem die immerhin noch beachtlichen Mengen von Maximum 7 bzw. 8 mg nach der Reinigungsprozedur vor den Eßpausen gegenüberstehen.

Neben der Produktion von Staub war auch diejenige von Gasen ins Auge zu fassen, welche durch Überhitzung von organischen Fetten entstehen konnten. Bekannt ist, daß beispielsweise die Auspuffgase der Automobile[1] neben Kohlenoxyd, welches der giftigste Teil dieser Gase ist und von 3·7 bis zu 7% darin enthalten sind, viel Stickstoff, ferner Methan, Kohlenwasserstoffe und Riechstoffe enthalten. Diese Geruchstoffe aldehydischer Art, hauptsächlich das Acrolein, entstehen fast ausschließlich aus den Schmierölen. Sie sind es, welche Anlaß geben können zu Gesundheitsstörungen, bestehend in hartnäckiger Reizung der Schleimhäute des Halses, der Bronchien und der Augen. An Katzen läßt sich das auch experimentell nachweisen, indem 0·2 mg pro Liter der Atmungsluft beigemengt, schon schmerzhafte Lungenreizungen hervorrufen, höhere Mengen aber zum Tode führen unter dem Bilde von Lungenödem und Lungenblutungen. Der Nachweis des olefinischen Aldehyds Acrolein gehört zu den leicht zu führenden (mit Nitroprussidnatrium und Piperidin nach Lewin).[2] Wir machten daher den Versuch und sogen mittels des Ascherschen Apparates an drei Betriebstagen (3 × 7 Stunden Betrieb) rund 48 cbm Luft durch eine Spülflasche mit 1·5 Liter Wasser. Das Resultat war vollkommen negativ. (Fett- und Ölproben, welche wir im Betriebe entnahmen, zeigten keine Beimengungen organischer Provenienz.) Zur Entwicklung von übelriechenden Dämpfen kommt es an und für sich in Schriftgießereien häufig durch die Unsitte, die glühendheiße „Krätze" auf den Boden zu schleudern, auf den gleich-

[1] Korff-Petersen, Z. f. Hyg., Bd. 49.

[2] Rosenthaler, Der Nachweis organ. Verbindungen. Verlag Enke 1914.

zeitig Fettspritzer, meist vom zu starken Ölen der Maschinen, verstreut werden. Riech- und Ekelstoffe sind jedenfalls Beimengungen, die hygienisch zu beanstanden sind. Nicht nur, daß sie bei empfindlichen Menschen Kopfschmerz und Übelkeit hervorrufen. Ihre Anwesenheit beeinflußt außerdem die „Atemgröße" (Sauerstoffaufnahme und Kohlensäureabgabe) des Menschen durch Verflachung der Atmung; wie umgekehrt Luft, die angenehm empfunden wird, die Respiration vertieft und den Luftaustausch erhöht. Wir dürfen annehmen, daß manche Beschwerden gerade der Arbeiterinnen im Gießereisaal, bestehend in Stirndruck, gelegentlicher Übelkeit und Schwindel, auf Beimengungen solcher Art zurückzuführen sind.

In dem Beitrag von Silberstein[1] finden wir einen Hinweis, daß in polygraphischen Betrieben Acroleindämpfe sich nachweisen lassen. Die Symptome: Kratzen im Halse, Hustenreiz konnten wir in einem Großbetriebe an verschiedenen Arbeitern feststellen, allerdings waren es keine Gießer, sondern Monteure, sogenannte Gießereischlosser; die Beschwerden steigerten sich teilweise bis zur Aphonie. Wie wir nachgewiesen haben, kommen in Schriftgießereien Acroleindämpfe heutzutage nicht vor. Die Frage nach der gesundheitlichen Bedeutung des Kohlenoxydgases oder Kohlenwasserstoffgases erledigte sich dadurch, daß sie sich in der absorbierten Luft gleichfalls nicht nachweisen ließen. Daß dem Arsengehalt der Legierungen und ihren eventuellen dampfförmigen Produkten aus den Gießpfannen keine gesundheitliche Bedeutung beizumessen ist, geht mit ziemlicher Sicherheit aus den minimalsten Mengen hervor, welche sich als Verunreinigung neben dem Antimon in den Legierungen ab und zu nachweisen ließen. Die Gießereien verwenden heutzutage ein Metall, welches frei von arsenigen Beimengungen ist.

Zu den größten gesundheitlichen Unzuträglichkeiten führen aber in den meisten Schriftgießereien — wenn sie nicht gerade jüngsten Datums und mit tadellosen Abzugsvorrichtungen und Lüftung versehen sind — die Überproduktion an Wärme und die exzessiv gesteigerte relative Feuchtigkeit. Zum Vergleich stellten wir fortlaufende Messungen in zwei der größten Schriftgießereien an.

In dem einen Gießsaal des Betriebes, den wir als I bezeichnen werden, betrug der Luftraum 23 cbm pro Kopf, in einem zweiten 15 cbm. Die durchschnittliche Temperatur betrug, gemessen zur Winterszeit, um $8^1/_2$ Uhr vorm. 25·8° C, um $12^1/_2$ Uhr 34·9° C, um 4 Uhr 34° C. In dem zweiten Saal desselben Betriebes betrug der Durchschnitt zahlreicher Messungen 17·2°, 25·1°, 24·5°.

---

[1] Weyls Handbuch.

In einem neuzeitlichen Gießereibetrieb II (Luftraum 44 cbm pro Kopf) betrugen die Temperaturen zur selben Zeit 23·2°, 25·0°, 24·9° C. Im Sommer waren die entsprechenden Temperaturen im Betriebe I bereits auf 27·8° morgens 7 Uhr, 37·8° mittags 12 Uhr, 37° nachm. 4 Uhr gestiegen.

Folgende Tabelle möge den Gang der relativen Feuchtigkeit in obigen Betrieben I und II veranschaulichen.

Tabelle IX.

Beobachtung in zwei Schriftgießereien Leipzigs im April 1923.

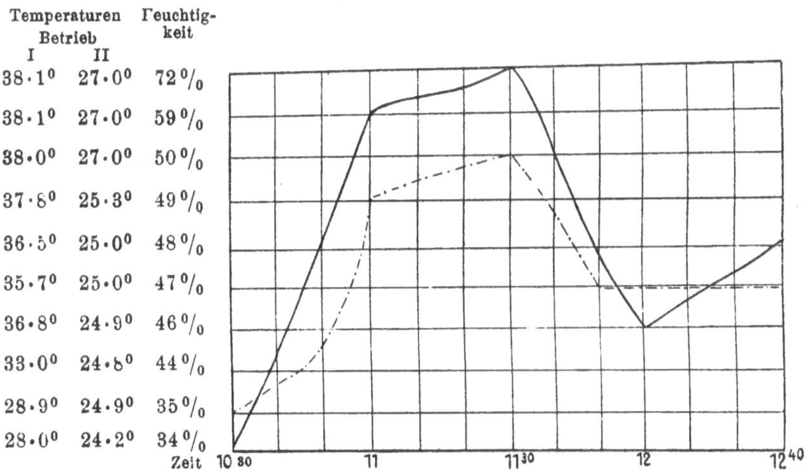

I. 2198 cbm Rauminhalt.
93 Arbeiter.
40 Maschinen.

II. 2164 cbm Rauminhalt.
49 Arbeiter.
42 Maschinen.

Temperatur und relative Feuchtigkeit der Außenluft: 10° C und 65% relative Feuchtigkeit.

Betrieb I = —————— Betrieb II = -·-·-·-·-·-

Ein großer Teil der Beschwerden der Schriftgießer ist auf die Schädlichkeiten der Stauungswärme zurückzuführen, wenn wir vorläufig von den spezifischen Schädlichkeiten der Metallaufnahme absehen. Die ungedeckten Gießpfannen der Gießmaschinen tragen ihr großes Teil dazu bei, besonders aber ihre unregelmäßige Beheizung.

2. Untersuchungen an Schriftgießern und verwandten Arbeiterkategorien.

Zur Feststellung des Gesundheitszustandes von Arbeiterkategorien lassen andere Methoden als diejenigen genauer Blutuntersuchung meist im Stich. Seit den Forschungen vornehmlich von Paul Schmidt[1], Teleky, Gerbis u. a. wissen wir, daß die Symptome, die lange als maßgebend für die Bleikrankheit angesprochen wurden, zum Teil von ihrem Wert zur Diagnostik eingebüßt haben, da sie mit zu viel subjektiven Mängeln behaftet sind. Die Erhöhung des Blutdruckes ist ein so wechselndes Symptom, daß aus ihm keine Schlüsse gezogen werden können, wie so erfahrene Untersucher wie Curschmann und Koelsch mit Recht hervorheben. Auch dem Hämatoporphyrinnachweis haften die Mängel an, einmal Schwierigkeiten zu bieten in der Praxis, was die Beschaffung der Urinmengen zur Untersuchung betrifft, auch wenn man sich mit den kleinen Mengen begnügte, sodann, wie Schwarz neuerdings zeigte, zu wenig einheitlich gestaltet zu sein in der Methodik des Nachweises, als daß aus ihm ein verläßliches Kriterium zur Erkennung der Bleikrankheit gemacht werden könnte. Auch Bleisaum und Bleikolorit sind Kriterien, auf die man sich wenig verlassen kann, da zweifellos Bleiwirkung und Bleierkrankung bestehen können, auch ohne diese. Die vier Kardinalsymptome, die P. Schmidt anführt als zusammen das Bild der Bleierkrankung gebend, mögen in der Tat das Krankheitsbild abrunden und die Diagnose erhärten. Für Massenuntersuchungen in Betrieben werden aber die leicht auszuführenden Blutuntersuchungen an erster Stelle stehen. Sie geben uns ein Bild, welches bei genügend weiter Absteckung der Grenzzahlen und Innehalten von gewissen Kautelen (sofortiges Fixieren, Färben innerhalb einiger Tage, vergleichende Färbungen) genügend frei ist von subjektiven Momenten. Die Blutuntersuchungen erstreckten sich auf 76 Gießer, 1 Stereotypeur, 6 Galvanoplastiker (aus Schriftgießereien), 2 Fertigmacher, 5 Teilerinnen, 1 Abbrecherin, 1 Handschleiferin, 1 Aufsetzerin und je 1 Packer, Tischler und Markthelfer. (Vgl. Tabelle X.)

Als überraschendes Resultat sei zunächst erwähnt, daß bei keinem der Schriftgießer basophile Tüpfelung der Erythrocyten festgestellt wurde. Auch bei solchen, welche jahrzehntelang in dem Gießereigewerbe tätig waren, fand sich weder dies Symptom von Bleivergiftung, noch Metachromasie, als leichterer Ausdruck der Schädigung der roten Blutscheibchen. In einer Gießerei war die Altersverteilung 50—59 Jahre alt 18%, 60—69 Jahre 25%, über 70 Jahre 3%. In einer zweiten Gießerei war

[1] Die Frühdiagnose der Bleivergiftung. Drei Referate. Berlin, Springer 1919.

Tabelle X.

Lfde. Nummer	Gießer	Alter in Jahren	Zahl der roten Blutkörperchen	Zahl der weißen Blutkörperchen	Basophile Tüpfelungen	Neutrophile Leukocyten in %	Eosinophile Leukocyten in %	Kleine Lymphocyten in %	Große Lymphocyten in %	Mastzellen in %	Thrombocyten pro cmm
1	A. A.	24	3455000	14500	—	57·5	4·5	27·5	10·5	—	146000
2	E. A.	65	7000000	10500	—	48·5	4	40	7	0·5	58000
3	M. N.	49	1080000	10000	—	44	4	42	10	—	
4	H. V.	64	2335000	4000	—	62	2	16	17·5	2·5	
5	K. D.	46	5970000	5000	—	39·5	4·5	46·5	8·5	1	
6	E. H.	53	5136000	8000	—	58	9·5	47·5	5	—	65000
7	K. K.	33	4865000	5000	—	47·5	2·5	39·5	10	0·5	
8	F. W. B.	65	5215000	6250	—	61·5	1·5	33·5	4·5	—	
9	O. R.	37	3532500	2325	—	55	5	36	1·5	2·5	
10	A. Kr.	29	6965000	2500	—	37·5	2	58	9·5	2	176000
11	H. S.	24	5620000	3425	—	62·5	2	33·5	—	2	
12	O. A.	35	5910000	7810	—	53	4	37·5	3·5	2	
13	O. B.	66	3640000	5730	—	64	6	25	4·5	0·5	
14	W. H.	52	3850000	5620	—	44·5	4·5	47·5	2·5	1	
15	P. Sch.	65	3830000	5310	—	73	15	—	4	8	
16	O. Sch.	70	3160000	8750	—	52·5	3·5	35	7·5	1·5	
17	K. K.	46	4040000	7810	—	51·5	7·5	32·5	8	0·5	93200
18	K. Kae.	21	3260000	5620	—	65	2·5	26·5	5	1	126000
19	H. R.	68	4600000	8120	—	74	1	20	5	—	
20	O. Pf.	50	4800000	5620	—	45	5·5	47	1·5	0·5	91600
21	H. K.	51	5995000	5620	—	51	5	40	4	—	86000
22	R. K.	32	4735000	4210	—	66	4·5	23	6	0·5	

Bemerkungen

Schriftgießer (Schelter & Giesecke)

Von den Gießern haben:
32% über 7000 Leukocyten
72% über 24% kleine Lymphocyten
57% über 30·5% kleine „
45% über 7·5% große „
42% über 4·5% eosinophile Leukocyten
77·96% über 30·5% alle Lymphocyten zusammen!
Von 31 (aller Gießer) haben 27 weniger als 130000 Thrombozyten = 87%.

Tabelle X. (Fortsetzung.)

Lfde. Nummer	Gießer	Alter in Jahren	Zahl der roten Blutkörperchen	Zahl der weißen Blutkörperchen	Basophile Tüpfelungen	Neutrophile Leukocyten	Eosinophile Leukocyten	Kleine Lymphocyten	Große Lymphocyten	Mastzellen	Thrombocyten	Bemerkungen
						in %	in %	in %	in %	in %	pro cmm	
												Schriftgießer (Schelter & Giesecke)
23	A. Sch.	54	6610000	5000	—	62·5	1·5	27·5	7·5	1		
24	Ad. G.	59	4150000	5620	—	77	2·5	15	5	0·5		
25	Rob. S.	65	4800000	4680	—	54·5	1·5	35	8·5	0·5		
26	A. K.	44	5130000	4680	—	61·5	1	31	6·5	—		
27	R. Kr.	69	5660000	6250	—	73·5	1·5	17·5	7·5	—		
28	W. M.	25	4080000	7180	—	56	—	36	8	—		
29	J. A. N.	48	3110000	6870	—	53·5	5	30	4	1·5	61400	
30	E. S.	19	4990000	8430	—	69	2·5	14·5	13·5	0·5		
31	K. Ke.	36	4340000	6250	—	50	6	33·5	10·5	—	25000	
32	W. Z.	25	7230000	6870	—	57	3	35	5	—		
33	F. R.	27	4710000	7500	—	56	2·5	35	6·5	—		
34	H. St.	32	4750000	5620	—	59·5	8	20	12·5	1		
35	P. G.	46	2750000	3750	—	68·5	5	20	6·5	—		
36	H. R.	36	6333000	5310	—	61·5	4	25	9·5	—		
37	A. Kl.	26	5200000	4680	—	47	12·5	27·5	11·5	1·5	115000	
38	R. Re.	64	6330000	6560	—	57·5	4	25	13·5	—		
39	G. Uhl.	56	5670000	7810	—	59·5	6	24	10·5	—	103000	
40	W. H.	24	5160000	6666	—	53·5	4	27	15	0·5	153000	
41	F. W. Schu.	60	4340000	6870	—	60	8	27·5	4·5	—		
42	A. Z.	37	4940000	4060	—	63·5	7·5	21	8	—	54000	
43	W. H.	52	4455000	5410	—	48	4	35	10	3		
44	W. B.	24	6490000	5000	—	67	8	13·5	10	1		

45	O. R.	26	5930000	5370	—	55·5	4	37·5	3	—	
46	G. J.	52	5590000	7500	—	60	5	25	10	—	
47	E. P.	49	3970000	5370	—	65	7·5	18·5	9	—	53000
48	J. R.	25	4640000	5310	—	52	5·5	25	17	—	
49	J. K.	64	6210000	5620	—	62·5	2	24·5	10	0·5	
50	A. W.	40	4470000	8120	—	42·5	6·5	37·5	12	1·5	
51	R. W.	34	4910000	5620	—	62·5	4·5	24	9	—	
52	R. Sch.	65	3890000	5000	—	51	3·5	38·5	6·5	0·5	
53	A. S.	48	7310000	7180	—	46	3	45	6	—	
54	A. W.	51	5730000	5620	—	54	1·5	27	16·5	1	
55	G. R.	47	5140000	7180	—	62	7	24	5·5	1·5	85000
56	X. Th.	46	4245000	8000	—	62·5	1·5	28	8	—	
57	Schn.	58	4730000	17500	—	65	5	25	5	—	
58	R. Z.	46	7080000	4500	—	47·5	3·5	45	3	1	
59	Fr. G.	64	4400000	11277	—	45·5	5·5	35	8·5	—	
	Schriftgießer (Berthold)										
60	H. M.	28	4520000	4690	—	73·5	2·5	18	6	—	147000
61	E. W.	46	4800000	—	—	52	2	38·5	7	0·5	67000
62	W. L.	49	3980000	5930	—	60	—	32	8	—	25000
63	E. G.	26	5760000	5310	—	63·5	1·6	25·5	0·5	—	28000
64	R. V.	49	6250000	5310	—	36	3·5	47	11	2·5	—
65	W. Sch.	32	5450000	6870	—	47·5	4·5	40·5	6·5	1	6000
66	J. G.	28	5960000	6250	—	60	2	31·5	6	0·5	45000
67	E. V.	45	4360000	5310	—	60·5	5	30	4·5	—	107000
68	K. D.	39	7600000	5620	—	55	3	37·5	4	0·5	—
69	K. K.	25	5360000	8120	—	40·5	3·5	40·5	15·5	—	87000
70	E. M.	56	3170000	5310	—	68	2	18·5	10·5	1	110000
71	K. K.	38	6360000	4690	—	52·5	3·5	28·5	14	1·5	16000
72	P. M.	25	4430000	5620	—	47·5	5·5	35	11·5	0·5	9000
73	A. S.	44	6270000	5000	—	60·5	5	16	18	0·5	58000
74	P. R.	49	3760000	4640	—	49	4	36·5	10	0·5	9000
75	O. N.	25	3280000	5000	—	55	2·5	35·5	6·5	0·5	5000
76	W. H.	31	4690000	5000	—	72	2	23·5	2·5	—	48000

[1] Ohne der sog. „Verdauungsleukocytose“ Wert beizumessen, wurden doch die Blutpräparate jeweilig vor der Hauptmahlzeit angefertigt.

Tabelle X. (Fortsetzung.)

Beruf	Zahl der roten Blutkörperchen	Zahl der weißen Blutkörperchen	Basophile Tüpfelungen	Neutrophile Leukocyten	Eosinophile Leukocyten	Kleine Lymphocyten	Große Lymphocyten	Mastzellen	Thrombocyten	Bemerkungen
				in %	in %	in %	in %	in %	pro cmm	
										Schelter & Giesecke (Nichtgießer)
Abbrecherin										
L. M.	5160000	4840	—	69·5	2·5	25	1·5	1·5		
Teilerin										
L. W.	7735000	5000	—	60	6	22·5	7·5	4		
Stereotypeur										
G. Zw.	6340000	5000	—	65·5	2·5	20	11	1		
Galvanoplastiker										
M. H.	3800000	5310	—	63	2·5	24·5	10	—		
R. H.	3860000	5000	—	51	1·5	37·5	10	—		
F. M.	5800000	4370	—	42·5	2	46·5	17·5	1·5		
F. B.	5100000	8430	—	44·5	2·5	37	15	1		
O. B.	3720000	5000	—	65	3	22·5	9·5	—		
M. Fr.	5300000	6250	—	57	0·5	27·5	14	1		
Fertigmacher										
L. R.	5340000	6750	—	48	8	40	4	—		
Tischler										
Jen.	4250000	5620	—	55	4	29	11·5	0·5		
Markthelfer										
W. G.	5310000	5940	—	47·5	7·5	30	15	—		
Packer										
W. K.	4840000	4370	—	49	4·5	35	9·5	2		

Tabelle X. (Fortsetzung.)

Beruf	Zahl der roten Blutkörperchen	Zahl der weißen Blutkörperchen	Basophile Tüpfelungen	Neutrophile Leukocyten in %	Eosinophile Leukocyten in %	Kleine Lymphocyten in %	Große Lymphocyten in %	Mastzellen in %	Thrombocyten pro cmm	Bemerkungen
										Berthold (Nichtgießer)
Teilerinnen										
M. Thi.	4040000	5000	—	50·5	5	37·5	6	1	57000	
M. K.	4910000	5620	—	60	7·5	27·5	4·5	0·5	23400	
Fr. A.	5300000	5620	—	63	0·5	29	7	0·5	58000	
Ch. B.	3630000	4690	—	74	2	5	18·5	5	105000	
Handschleiferin A. R.	7690000	4690	350 auf 1 Mill.	48	5	7·5	38	1	48000	
Aufsetzerin Fr. R.	6810000	7190	—	53	5	34·5	7	1	—	
Fertigmacher W. L.	450030	6250	—	41·5	3	50	5	0·5	145000	
										Hugershoff
H. Reinhardt Glasbläser, 39 J.	—	—	—	60·5	3·5	34	2	—	375000	
Paul Dörfeld, 39 J.	—	—	—	55	—	25	20	—	165000	
Emil Kaestner Mechaniker, 28 J.	—	—	—	52	1	30	17	—	352500	
P. D., Mechanik., 42 J.	—	—	—	57·5	4·5	18·5	19·5	0·5	130000	
W. R., Gasbläser, 15 J.	—	—	—	62	3	19	16	—	210000	
F. Oehme, Lehrling, 18 J.	—	—	—	57	9	30	4	—	135000	
Offeney, Lagerist, 20 J.	—	—	—	55	6	26	13	—	295000	

Tabelle XI.

Bleikrankheiten im polygraphischen Gewerbe.

Berufsarten	1910		1913		1914		1915		1916		1917		1918		1919		1920		1921		1922		zusammen		Positiv in %
	negativ	positiv	negativ	positiv	negativ	positiv	negativ	positiv	negativ	positiv	negativ	positiv	negativ	positiv	negativ	positiv	negativ	positiv	negativ	positiv	negativ	positiv	negativ	positiv	
Schriftgießer	6	4	6	1	8	3	2	—	1	—	2	—	1	—	1	—	5	—	5	—	4	3	41	11	21·1 %
Justierer	—	—	—	—	1	—	—	—	—	—	—	—	—	—	1	—	—	—	—	—	—	—	2	—	—
Schlosser u. Mechaniker	1	—	2	1	2	—	—	—	—	—	—	—	—	—	—	—	—	—	2	—	—	—	7	1	12·5 %
Hobler u. Fräser	—	—	—	1	—	—	—	—	—	—	—	—	—	—	—	—	—	—	—	—	—	—	—	1	—
Arbeiterin an Vollendmasch.	—	—	1	—	—	—	—	—	—	—	—	—	—	—	—	—	—	—	—	—	—	—	1	—	—
Typen-Abbrecherin	—	—	—	1	—	—	—	—	—	—	—	—	—	—	—	—	1	—	—	—	—	—	1	1	—
Unterschneiderin	—	—	—	—	—	1	—	—	—	—	—	—	—	—	—	—	—	—	—	—	—	—	—	1	—
Schleiferin	1	2	—	—	3	—	—	—	—	—	—	—	—	—	—	—	1	1	1	1	—	2	6	6	50·0 %
Graveur in Schriftgießerei	—	—	—	—	—	—	—	—	—	—	—	—	—	—	—	—	—	—	—	—	—	1	—	1	—
Schriftteilerin	—	—	—	—	—	—	—	—	—	—	—	—	—	—	—	—	2	—	2	—	1	—	5	—	—
Kistenbauer u. Maler in Schriftgießerei	—	—	2	—	—	—	—	—	—	—	—	—	—	—	—	—	—	—	—	—	—	—	2	—	—
Hilfsarbeiter	—	—	1	—	—	—	—	—	—	—	—	—	—	—	—	—	—	—	—	—	1	—	2	—	—
Arbeiterin	—	—	—	—	—	—	—	—	—	—	1	—	—	—	—	—	1	—	1	—	—	1	3	1	25·0 %
Falzerin in Schriftgießerei	—	—	—	—	—	—	—	—	—	—	—	—	—	—	—	—	—	—	1	—	—	—	1	—	—
Lageristin in Schriftgießerei	—	—	—	—	—	—	—	—	—	—	—	—	—	—	—	—	—	—	1	—	—	—	1	—	—
Setzer	59	1	40	3	47	2	15	4	13	2	8	—	11	—	15	2	29	2	46	2	17	2	300	20	6·2 %
Maschinensetzer	—	—	1	—	2	—	—	—	1	—	—	—	—	—	1	—	—	—	1	1	—	—	6	1	14·2 %
Drucker	12	—	16	1	12	—	1	1	9	1	—	—	1	—	1	—	8	—	2	—	9	—	71	3	4·0 %
Markthelfer in Druckerei	—	—	—	—	—	—	—	—	—	—	—	—	—	—	—	—	—	—	1	—	—	—	1	—	—
Arbeiterin in Druckerei	1	1	—	—	—	—	—	—	—	—	—	—	—	—	—	—	—	—	1	—	1	—	3	1	25·0 %
Stereotypeur	5	—	1	1	8	—	1	—	—	—	1	—	2	—	3	—	3	—	8	—	1	1	33	2	5·7 %
Stein- und Notendrucker	3	—	4	—	1	1	1	—	—	—	—	—	1	—	1	—	—	—	—	—	—	—	11	1	8·3 %
Zink- u. Steinschleifer	—	—	—	—	—	—	—	—	—	—	—	—	—	—	—	—	—	—	1	—	—	—	1	—	—
Arbeiterin in Steindruckerei	2	—	—	—	—	—	—	—	—	—	—	—	—	—	—	—	—	—	—	—	—	—	2	—	—
Graveur	—	—	2	—	—	—	—	—	—	—	—	—	—	—	—	—	—	—	—	—	1	—	3	—	—
Notenstecher	9	—	1	—	2	—	—	1	—	—	1	—	—	—	1	—	2	1	1	—	—	1	17	3	15·0 %
Chemograph	—	—	1	1	1	—	—	—	—	—	—	—	—	—	—	—	—	—	—	—	—	—	2	1	33·0 %
Galvanoplastiker	—	—	1	1	6	—	1	1	1	—	1	—	—	—	—	—	—	—	1	2	—	—	11	4	26·6 %

Tabelle XIa.

Bleikrankheiten in Schriftgießereien von 1913—1922.

Name des Betriebes	Schriftgießer		Justierer		Schlosser und Mechaniker		Hobler und Fräser		Arbeiterin an Vollendmaschine		Typenabbrecherin		Unterschneiderin		Schleiferin		Graveur in Schriftgießerei		Schriftteilerin		Kistenbauer u. Maler in Schriftgießerei		Hilfsarbeiter		Hilfsarbeiterinnen		Falzerin in Schriftgießerei		Lageristin in Schriftgießerei		Zusammen		Anzahl der Arbeiter	
	negativ	positiv	negativ	positiv	negativ	positiv	negativ	positiv	negativ	positiv	negativ	positiv	negativ	positiv	negativ	positiv	negativ	positiv	negativ	positiv	negativ	positiv	negativ	positiv	negativ	positiv	negativ	positiv	negativ	positiv	negativ	positiv	1913	1921
Schelter & Giesecke	13	5	1	—	6	1	—	—	1	—	1	—	—	1	4	3	—	—	2	—	2	—	1	—	1	1	1	—	1	—	34	12	263	195
Gottfried Böttger	2	—	—	—	—	—	—	1	—	—	—	—	—	—	—	—	—	—	2	—	—	—	—	—	—	—	—	—	—	—	4	1	45	76
Spamersche Buchdruck.	2	—	—	—	—	—	—	—	—	—	—	—	—	—	—	—	—	—	—	—	—	—	—	—	—	—	—	—	—	—	2	—	3	
G. Kreysing		1	—	—	—	—	—	—	—	—	—	—	—	—	—	—	—	—	—	—	—	—	—	—	—	—	—	—	—	—	—	1		
H. Hofmeister	1	—	—	—	—	—	—	—	—	—	—	—	—	—	1	—	—	—	—	—	—	—	—	—	—	—	—	—	—	—	2	—	37	35
W. Hofmann	1	—	—	—	—	—	—	—	—	—	—	—	—	—	—	—	—	—	—	—	—	—	—	—	—	—	—	—	—	—	1			
A. Pries	—	1	—	—	—	—	—	—	—	—	—	—	—	—	—	—	—	—	—	—	—	—	—	—	—	—	—	—	—	—		1	5	3
C. F. Rühl	1	—	—	—	—	—	—	—	—	—	—	—	—	—	—	—	—	—	—	—	—	—	—	—	—	—	—	—	—	—	1		39	
Brockhaus	2	—	—	—	—	—	—	—	—	—	—	—	—	—	—	—	—	—	—	—	—	—	—	—	—	—	—	—	—	—	2		12	
C. G. Röder	1	—	—	—	—	—	—	—	—	—	—	—	—	—	—	—	—	—	—	—	—	—	—	—	—	—	—	—	—	—	1			
Leipziger Volkszeitung	1	—	—	—	—	—	—	—	—	—	—	—	—	—	—	—	—	—	—	—	—	—	—	—	—	—	—	—	—	—	1			
Kloberg	4	—	—	—	—	—	—	—	—	—	—	—	—	—	—	—	—	—	1	—	—	—	—	—	—	—	—	—	—	—	5		55	55
Klinkhardt	—	—	—	—	—	—	—	—	—	—	—	—	—	—	—	—	1	—	1	—	—	—	—	—	—	—	—	—	—	—	2		101	83
Wagner	—	—	1	—	—	—	—	—	—	—	—	—	—	—	—	—	—	—	—	—	—	—	—	—	1	—	—	—	—	—	2		38	35
Klingner	1	—	—	—	—	—	—	—	—	—	—	—	—	—	—	—	—	—	—	—	—	—	—	—	—	—	—	—	—	—	1		?	
Leipziger Neuest. Nachr.	1	—	—	—	—	—	—	—	—	—	—	—	—	—	—	—	—	—	—	—	—	—	—	—	—	—	—	—	—	—	1			
Roßberg	1	—	—	—	—	—	—	—	—	—	—	—	—	—	—	—	—	—	—	—	—	—	—	—	—	—	—	—	—	—	1			
Breitkopf & Härtel	1	—	—	—	—	—	—	—	—	—	—	—	—	—	—	1	—	—	—	—	—	—	—	—	—	—	—	—	—	—	1	1	16	14
Nummrich	1	—	—	—	—	—	—	—	—	—	—	—	—	—	—	—	—	—	—	—	—	—	—	—	—	—	—	—	—	—	1		36	28
unbekannt	1	—	—	—	—	—	—	—	—	—	—	—	—	—	—	—	—	—	—	—	—	—	1	—	1	—	—	—	—	—	3		?	
selbständig	1	—	—	—	—	—	—	—	—	—	—	—	—	—	—	—	—	—	—	—	—	—	—	—	—	—	—	—	—	—	1		?	

[1] Auf einen Durchschnitt von 228 Arbeitern 5·2%.

[2] Auf einen Durchschnitt von 60 Arbeitern 1·6%.

diese Verteilung 28, 10, 5%, davon waren in dem einen Betriebe 38%, in dem andern 87% stets Gießer gewesen! Nur eine Handschleiferin (A. R.) fanden wir positiv (mit 350 auf 1 Million), trotzdem die Exposition bei allen eine große war.

Die Zusammenstellung (vgl. Tabelle XI) gibt eine Übersicht der Bleikrankheiten im polygraphischen Gewerbe von 1910—1922.[1] Es sind die basophilen Tüpfelungen der Diagnose zugrunde gelegt, wie sie in diesen 10 Jahren im Hygienischen Institut Leipzig bei den laufenden Bleiuntersuchungen zur Untersuchung kamen. Die Schleiferinnen des Schriftgießereigewerbes sehen wir an der Spitze stehen mit der Hälfte Erkrankungen ihrer Mitglieder, es folgen sodann sofort die Schriftgießer mit 21·1% positiven Befunden.

Bei Stereotypeuren war von vornherein anzunehmen, daß sie geringe positive Resultate ergeben würden. Einmal ist die Möglichkeit der Bleiaufnahme keine sehr große; trotzdem die Hantierung mit geschmolzenem Blei täglich erfolgt, ist die Berührung mit diesem Metall doch nicht so intensiv, wie die zahlreichen Hantierungen der Gießer es mit sich bringen. Das zu schmelzende Metall ist in großen Schmelzkesseln untergebracht, welche durchweg mit einer Dunsthaube versehen sind, ein Umstand, der auch die Aufnahme eventueller Bleidämpfe auf ein Minimum herabsetzt, wenn auch die Möglichkeit der Bleistaubaufnahme natürlich gelegentlich gegeben ist.[2] Unter den Gießern waren einige wenige vor Jahren einmal auf Basophilie untersucht und auch positiv befunden worden, auch sie zeigten bei der nach 2 Jahren erfolgten Nachuntersuchung weder Basophilie noch Metachromasie. Wir müssen daher bei manchen Bleiarbeitern eine weitgehende Gewöhnung an die Bleiaufnahme annehmen, und zwar handelt es sich meist um eine erworbene Bleiimmunität, wie aus unseren Untersuchungen hervorgeht.

Waren die Angehörigen des Schriftgießereigewerbes mit negativem Blutbefunde als gesund zu betrachten oder bot vielleicht die weitere genaue Untersuchung des Blutes Anhaltspunkte, aus welchen sich doch eine Schädigung der Blutelemente nachweisen ließ? Bei der Aufstellung des Blutstatus stellte sich heraus, daß eine Abweichung sich ergab hauptsächlich was die Leukocyten betrifft, je nach dem Betriebe. Die Gesamtleukocytenzahl war sehr hoch in dem veralteten Betriebe I, den wir oben als unhygienisch bezeichnet haben. In diesem Betriebe hatten 27·1% der Gießer über 7500 Leukocyten pro Kubikmillimeter, in dem neuzeitlichen Betrieb II erreichten 5·8% der Gießer diesen Wert.

---

[1] Die Jahrgänge 1911 und 1912 konnten leider nicht mehr herbeigeschafft werden.

[2] Siehe auch Thiele, M. m. W. 71. J. Nr. 11 u. 13.

Untersuchungen, die während des Krieges vorgenommen wurden, ergaben einen durchschnittlichen Gesamtleukocytenwert von 10000, der sich 1923 jedoch schon wieder auf die Norm von 7000 pro Kubikmillimeter eingestellt hatte.[1] Die Alteration des Blutbildes trat besonders zutage in einem Ansteigen der Lymphocytenwerte. Was diese weißen Blutelemente angeht, so erfuhren sie während des Krieges eine starke Erhöhung als Ausdruck der allgemeinen Unterernährung. Diese „Lymphocytenumstellung", auf welche Klieneberger besonders hinweist, hat aber auch nach einiger Zeit eine Änderung erfahren, indem die Lymphocyten sich auf einen durchschnittlichen Wert von 30% beim Durchschnitt von zahlreichen Versuchspersonen einstellten. Unsere Gießer hatten im Betrieb I zu 78%, in dem Betrieb II zu 76% einen Anteil in der Leukocytenformel von über 30·5% Lymphocyten. Nehmen wir nur Fälle jenseits der 40% als wahre Lymphocytose an, so haben wir es bei unseren Gießern immerhin mit einer Erhöhung der Lymphocytenformel zu tun, die als eine dauernde lymphatische Alteration der Gießer angesprochen werden kann (Naegeli, , Blutkrankh. u. Diagnostik, II. Aufl., nimmt etwa 20—25% Lymphocyten an auf etwa 7000 Leukocyten). Denn erfahrungsgemäß haben die relativen Lymphocytenwerte bei langsamer Tendenz, abzusinken, im allgemeinen einen Durchschnitt von 30·2% erreicht. Ziemlich gleichmäßig daran beteiligt waren die großen und kleinen Lymphocyten. Die eosinophilen Zellen wiesen eine deutliche Vermehrung, und zwar über 4·5% auf in dem Betrieb I bei 38%, in dem zweiten bei 15·8% der Gießer. In diesem Punkte können wir ähnliche frühere Befunde bestätigen.[2] Besonders große Eosinophile oder geplatzte Zellexemplare konnten wir jedoch nicht feststellen.[3]

Ein weit regelmäßigerer Befund war aber die Herabsetzung der Zahl der Thrombocyten auf weniger als 130000 pro Kubikmillimeter (Blut) bei den Angehörigen von Schriftgießereien. 87% der Gießer und 83% der nicht an Gießmaschinen, aber als Schleifer, Teilerinnen, Fräser, Abbrecherinnen in Schriftgießereien Beschäftigten zeigten diese Thrombocytopenie. Kontrolluntersuchungen bei Angehörigen anderer Betriebe ergaben durchweg normale Werte, 130—350000 pro Kubikmillimeter. Eine Abnahme der Plättchenzahlen kennen wir außer bei der perniziösen Anämie nur noch bei den akuten Infektionskrankheiten im Beginne der Erkrankung.

---

[1] Klieneberger u. Wittiger, M. m. W., Nr. 9, 1923.

[2] Schrumpf u. Zabel, Arch. f. exp. Path. u. Pharm. Bd. LXIII.

[3] Es versteht sich von selbst, daß andere Ursachen, die zur Eosinophilie erfahrungsgemäß führen, wie Eingeweidewürmer, durch häufige Kontrolluntersuchungen durch das Bakteriologische Untersuchungsamt ausgeschaltet wurden.

Die Thrombocytopenie scheint jedenfalls einen Indikator für den Grad der Schädigung im Schriftgießereigewerbe abzugeben. Eine Änderung in der Gerinnungsfähigkeit des Blutes ließ sich nicht feststellen.

Ein weiterer Ausdruck der Schädigung des Blutes ergab sich aus der Zahl der roten Blutkörperchen. 32—35% hauptsächlich der Gießer hatten weit über 5500000 Erythrocyten pro Kubikmillimeter. Aber auch unter den Teilerinnen, Handschleiferinnen und Aufsetzerinnen fanden sich recht hohe Werte. Polyglobulie finden wir sonst noch bei Kohlenoxydgasvergiftung, für welche sich aber keine Anhaltspunkte ergaben, so daß wir in dieser gesteigerten Neubildung von Erythrocyten eine Regenerationstendenz der hämatopoetischen Organe zu erblicken haben. Es sind nicht gerade die höheren Alter, welche die angeführten Veränderungen des Blutes zeigen, vielmehr fanden sich die höchsten Werte an Leukocytenzahl und die größte Verminderung der Zahl der Thrombocyten bei Arbeitern im besten Alter. Die niedrigsten Blutplättchenzahlen fanden sich beispielsweise bei Arbeitern von 36, 37, 47 und 49 Jahren, welche allerdings je 11 bzw. 23 und 24 Jahre im Gießereibetriebe tätig waren.

3. Experimenteller Teil.

Blutbild bei experimenteller Antimonvergiftung.

Als Versuchstiere dienten uns Katzen und Kaninchen. Der Vorteil der Katze für diese Versuche konnte darin erblickt werden, daß diese Tiere äußerst prompt auf Einverleibung von Metall antworten vermöge der großen Empfindlichkeit ihres Blutapparates. Andererseits scheint unter diesen Tieren eine nicht unbeträchtliche Zahl bleiresistenter Tiere vorzukommen[1], ein Umstand, der sie möglicherweise auch für den vorliegenden Zweck nicht geeignet erscheinen lassen konnte. Aus diesem Grunde, und da Kaninchen heutzutage bei weitem leichter zu beschaffen sind, wird man doch diesem Versuchstiere den Vorrang geben.

Das zu untersuchende Blut wurde aus dem Ohre durch einfachen Einstich gewonnen und mehrere dünne Objektträgerausstriche angelegt. Die Präparate wurden sofort 20 Minuten in Methylalkohol fixiert. Gefärbt wurde nach Manson (Borax-Methylenblau) etwa 15 Sekunden, mit Azur etwa 1 Minute und Giemsa etwa 1 Stunde. Für die Basophilie ist der alten Borax-Methylenblaufärbung immer noch der Vorzug zu geben, für die Färbung der verschiedenen Blutelemente bleibt die Giemsamethode die beste. Die Durchmusterung der Präparate erfolgte nach höchstens 3 Tagen. Gezählt wurden jeweils 500 Leukozyten.

[1] Nehring, Über Inhalation von Bleistaub, Arch. f. Hyg., Bd. 91.

I. Versuche an Katzen.

Katze Nr. 1

Vor dem Versuch Gewicht 1245·0 — Prozentuale Zusammensetzung der weißen Blutkörperchen:[1]

Datum		Kl. Lymph.	Gr. Lymph.	Neutroph.	Eosinoph.	Mastzellen	Normobl.
	Rote Blutk. 9410000 pro ccm						
	Weiße „ 16000 „ „	40%	10%	48%	2%	0	0
1. 2.	0·01 Tartar. stibiatus in Lösung subkutan in die rechte Flanke. Wird gut vertragen, nach einigen Tagen örtlich etwas infiltriert.						
5. 2.	Rote Blutk. 4670000 pro cmm	Kl. Lymph. (auffall. kleine)	Gr. Lymph.	Neutroph.	Eosinoph.	Mastzellen	Normobl.
	Weiße „ 7500 „ „	56%	18%	5%	18%	3%	0
6. 2.	0·04 Tart. stibiatus subkutan.						
	Rote Blutk. 4500000 pro cmm	Zusammensetzung der Weißen die gleiche					
	Weiße „ 6000 „ „						
7. 2.	† Gewicht 1070·0. Freßlust nahm ständig ab, sonstige Krankheitserscheinungen nicht beobachtet. Sektion ergibt im Herzen flüssiges Blut, Nieren und Milz normal. Leber etwas verfettet, Dünndarm aufgetrieben, etwas injiziert, im Dickdarm fester Kot.						

Katze Nr. 2

Vor dem Versuch Gewicht 1570·0

Datum		Kl. Lymph.	Gr. Lymph.	Neutroph.	Eosinoph.	Mastzellen	Normobl.
	Rote Blutk. 6304000 pro cmm						
	Weiße „ 27440 „ „	39%	5%	53%	2%	1%	0
ab 7. 2.	tägl. 0·5 metall. Antimon in Kleie verfüttert.						
10. 2.	Rote Blutk. 8200000 pro cmm	Kl. Lymph.	Gr. Lymph.	Neutroph.	Eosinoph.	Mastzellen	Normobl.
	Weiße „ 6250 „ „	40%	10%	47%	1%	2%	0
	Gewicht 1375·0						
13. 2.	Rote Blutk. 9000000 pro cmm						
	Weiße „ 11560 „ „						
	Gewicht 1235·0	45·5%	12%	40·5%	2%	0	0
16. 2.	Rote Blutk. 10440000 pro cmm						
	Weiße „ 12410 „ „	25%	6·5%	64·5%	3·5%	0·5%	0
	Fütterung wird ausgesetzt.						

[1] Wegen Raumersparnis haben wir die absoluten Zahlen nicht mit angeführt.

18. 2. † Gewicht 1220·0. Lahmt auf Hinterhand. Torkeliger Gang, „Hahnentritt", Entzündung der Augen. Sektion ergibt: Dünndarm etwas injiziert, im Dickdarm fester Kot; im Herzen flüssiges Blut; keine Hauterscheinungen. Pathologisch-anatomischer Befund: In den peripheren Läppchenabschnitten der Leber ist regelmäßig eine Zone nachweisbar, in der die Leberzellen zugrunde gegangen sind und eine starke hämorrhagische Infiltration sichtbar ist. Meist bleibt die erwähnte Zone noch durch einen schmalen Streifen erhaltener Leberzellen vom periportalen Lebergewebe getrennt. Dies zeigt starken Kernreichtum, der in der Hauptsache durch Leukocyten bedingt ist. Leukozyten dringen auch oft ziemlich reichlich in das Lebergewebe ein und häufen sich in den nekrotischen Zonen an. Neben solchen gelapptkernigen Elementen trifft man ferner im Lebergewebe, namentlich im Bereich der nekrotischen Zonen, auf größere rundliche, in Mitose fixierte Elemente. Auch die Endothelzellen der Kapillaren sind im Bereich der nekrotischen Leberbälkchen zum Teil zerstört. Andere Endothelien, namentlich in den angrenzenden Partien, heben sich bei Hämatoxylin-Eosin-Darstellung durch stärkere Färbung heraus.

Bei der Sudanfärbung erweist sich das Gewebe mit Ausnahme der genannten nekrotischen Zone ziemlich diffus feintropfig verfettet. Besonders die den Nekrosen benachbarten Abschnitte enthalten dichtere Fetttröpfcheninfiltrationen. In den geraden Hauptstücken der Niere ziemlich starke Verfettung, ebenso häufig staubförmige Verfettung in den aufsteigenden Henleschen Schleifen. Ganz stellenweise zeigt das Lumen Eiweißnetze. Da die physiologische Verfettung der Katzenniere nichts Seltenes, würde dieser Befund der Verfettung nur quantitativ zu bewerten sein. Im Darm lymphatische Infiltration, keine Nekrosen.

Bei beiden Tieren nehmen wir also wahr: bei Katze 1 nach 4 Tagen, bei Katze 2 bereits nach 3 Tagen eine relative Vermehrung der mononukleären Elemente, und zwar hauptsächlich der kleinen Lymphocyten. Gleichzeitig trat auch in die Erscheinung das numerische Zurücktreten der polynukleären Leukocyten (Neutrophile), wie man es bekanntlich auch bei der experimentellen Bleivergiftung häufig antrifft. Die Eosinophilen vermehrten sich (siehe hauptsächlich Katze 1), während bei der Verfütterung diese Vermehrung geringfügig blieb (Katze 2). Es ist bekannt, daß auch die schwer löslichen Antimonverbindungen auf resorptionsfähigem Gewebe resorbiert werden, indem sie in resorbierbare Form, wahrscheinlich analog dem Bleialbuminat, überführt werden. Ebenso das metallische Antimon.[1] Die roten Blutkörperchen gingen durch die subkutane Darreichung des Antimons innerhalb einiger Tage schon um annähernd 50% zurück, ebenso erfuhren die weißen Blutkörperchen eine Abnahme um mehr als die Hälfte. Bei der Verfütterung des Antimons (Katze 2) erfuhren die roten Blutkörperchen eine langsame, aber ständige Vermehrung, die anhielt bis zum Tode des Tieres, während die weißen Blutkörperchen zunächst eine Abnahme, sodann wieder eine geringe Vermehrung zeigten, die jedoch immer noch um mehr als die Hälfte zurückblieb gegen die Zahl der Leukocyten des gesunden Tieres.

[1] Kunkel, Handbuch der Toxikologie, S. 269.

II. Versuche an Kaninchen.

Kaninchen Nr. 1 und Kaninchen Nr. 2 erhalten täglich 0·5 g Brechweinstein verfüttert, und zwar am

Kan. Nr. 1. Datum		Kl. Lymph.	Gr. Lymph.	Neutroph.	Eosinoph.	Mastzellen	Normobl.
21. 12.	Gewicht 1510·0						
bis	Rote Blutk. 5500000 pro cmm						
26. 12.	Weiße „ 10000 „ „	65%	11%	17·5%	6·5%	0	0
28. 12.							
1. 1.							
2. 1.							
8. 1.	Gewicht 1230·0	70%	12%	12%	6%	0	0
bis							
22. 1.	Frißt schlecht die letzten Tage.						
23. 1.	† Sektion: Tier ist stark abgemagert. Dickdarm injiziert. Leber zeigt Verfettung und Kariorhexis, die Niere Verkalkungszylinder in den Henleschen Schleifen.						

Kan. Nr. 2 zur gleichen Zeit gefüttert wie Kan. Nr. 1.		Kl. Lymph.	Gr. Lymph.	Neutroph.	Eosinoph.	Mastzellen	Normobl.
	Gewicht 1360·0						
	Rote Blutk. 6400000 pro cmm						
	Weiße „ 9500 „ „	75%	7·5%	17·5%	0	0	0
6. 1.	Gewicht 1280·0						
12. 1.	Gew. 1250·0 Weiße B. 12240	70%	10%	16%	4%	0	0
22. 1.	Gew. 1100·0 Rote B. 3416000 Weiße B. 16480						
27. 1.	Gew. 1300·0 Rote B. 4640000 Weiße B. 18500						

Kaninchen Nr. 3 und Kaninchen Nr. 4 erhalten täglich 0·5 g metallisches Antimon verfüttert, und zwar am

Kan. Nr. 3. Datum		Kl. Lymph.	Gr. Lymph.	Neutroph.	Eosinoph.	Mastzellen	Normobl.
21. 12.	Gewicht 1080·0						
bis	Rote Blutk. 5700000 pro cmm						
26. 12.	Weiße „ 10000 „ „	86·5%	5%	7·5%	0·5%	0·5%	0
28. 12.							
6. 1.	Gew. 1240·0 Weiße B. 13200	86%	10%	4%	0	0	0
12. 1.	Gew. 1340·0 Weiße B. 11320						
16. 1.	Rote B. 5648000 Weiße B. 4960						
22. 1.	Gew. 1250·0 Rote B. 5917500						
27. 1.	Gew. 1220·0 Weiße B. 15920						

II. Versuche an Kaninchen. (Fortsetzung.)

Kan. Nr. 4.

Datum		Kl. Lymph.	Gr. Lymph.	Neutroph.	Eosinoph.	Mastzellen	Normobl.
12. 1.	Gew. 1230·0 Rote B. 4856000 Weiße B. 20320	79%	6·5%	14%	0·5%	0	0
16. 1.	Gew. 1005·0 Rote B. 5200000						
22. 1.	Gew. 860·0 Weiße B. 24800	90%	8%	2%	0	0	0
26. 1.	† An Marasmus eingegangen. Innere Organe ohne Veränderung.						

Zusammenfassend läßt sich von den Fütterungsversuchen an Kaninchen sagen, daß im wesentlichen ein sehr ähnliches Bild erzeugt wurde wie bei den Katzen. Die Neutrophilen zeigten eine Tendenz zur Abnahme, während die Lymphocyten eine relative Vermehrung aufwiesen. Etwas weniger ausgeprägt war die Vermehrung der Eosinophilen. Von seiten der roten Blutkörperchen erst eine Abnahme, dann eine Vermehrung. Keine basophile Tüpfelung der Erythrocyten.

Kan. Nr. 5. Erhält unter die Haut der Flanke als depot am 17. 3., 11. 4., 5. 5., 23. 5. je 80 mg metallisches Antimon, d. h. je 53 mg pro Kilo Körpergewicht. Wird örtlich ohne Reaktion vertragen.

Vor dem Versuch Gewicht 1500·0.

Datum		Kl. Lymph.	Gr. Lymph.	Neutroph.	Eosinoph.	Mastzellen	Normobl.
	Rote Blutk. 5930000 pro cmm Weiße „ 9370 „ „ Blutplättchen 363600 „ „	34%	9·5%	27·5%	6·5%	17·5%	0
	Gewicht 1460·0						
23. 3.	Rote Blutk. 4075000 „ „ Weiße „ 7500 „ „	36·5%	10%	39·5%	4%	10%	0
26. 3.	Gewicht 1500·0 Rote Blutk. 4685000 „ „ Weiße „ 7180 „ „	52·5%	12·5%	20%	2·5%	12·5%	0
29. 3.	Rote Blutk. 5970000 „ „ Weiße „ 9080 „ „	60%	15%	10%	2·5%	12·5%	0
3. 4.	Gewicht 1500·0 Rote Blutk. 2330000 „ „ Weiße „ 6870 „ „	47%	10%	19·5%	3·5%	20%	0
10. 4.	Gewicht 1600·0 Rote Blutk. 7740000 „ „ Weiße „ 6250 „ „	55·5%	9%	9%	1·5%	25%	0
21. 4.	Gewicht 1640·0 Rote Blutk. 6120000 „ „ Weiße „ 4370 „ „	72%	8·5%	7·5%	5%	11·5%	0
5. 5.	Gewicht 1700·0 Rote Blutk. 6100000 „ „ Weiße „ 5000	41%	11%	46·5%	1·5%	0	0

29. 5.	Blutplättchen 240000 „ „						
	„ 200000 „ „						
2. 6.	Rote Blutk. 6200000 „ „						
	Weiße „ 6010 „ „						
	Blutplättchen 74000 „ „	66%	15·5%	22·5%	1·8%	6%	0

Kan. Nr. 6. Erhält, teils durch Inhalation, teils durch direkte Einblasung in die Nase und den Nasenrachenraum am 23. 3., 26. 3. und 29. 3. je 90 mg metallisches Antimon pro Kilo Tier, insgesamt etwa 460 mg, die ohne bemerkenswerte Änderung des Befindens vertragen werden; gegen Ende geringer Ausfluß aus Nase.

Vor dem Versuch Gewicht 1730·0

		Kl. Lymph.	Gr. Lymph.	Neutroph.	Eosinoph.	Mastzellen	Normobl.
	Rote Blutk. 6580000 pro cmm						
	Weiße „ 15620 „ „	59%	19%	14%	1%	7%	0
	[1] Blutplättchen 345000 „ „						
Datum	Gewicht 1630 0						
26. 3.	Rote Blutk. 6400000 „ „	59%	18%	12·5%	2%	8·5%	0
	Weiße „ 6560 „ „						
29. 3.	Gewicht 1640·0						
	Rote Blutk. 6630000 „ „	78%	8%	9%	0·5%	4·5%	0
	Weiße „ 10620 „ „						
3. 4.	Gewicht 1600·0						
	Rote Blutk. 6590000 „ „	40%	14·5%	37·5%	1·5%	6·5%	0
	Weiße „ 7810 „ „						
10. 4.	Gewicht 1800·0						
	Rote Blutk. 6350000 „ „	63%	10%	7·5%	5·5%	14%	0
	Weiße „ 9060 „ „						
	Blutplättchen 290000 „ „						
21. 4.	Gewicht 1910·0						
	Rote Blutk. 8860000 „ „	62·5%	5%	15%	2·5%	15%	0
	Weiße „ 12810 „ „						
	Blutplättchen 276000 „ „						
6. 5.	Gewicht 1920·0	63%	4%	14%	4%	15%	0
	Rote Blutk. 7250000 „ „						
	Weiße „ 13120 „ „						
	Blutplättchen 22400 „ „						

[1] Nach Fritsch (Das Blut der Haustiere, Autoreferat Tierärztl. Rundschau 26. J. 1920) beträgt die Mindestzahl der Thrombocyten „sehr viele“, pro cmm 108000, im Durchschnitt fanden sich bei unseren Zählungen bei 4 normalen Kaninchen 241900 pro cmm.

Bei keinem der beiden Tiere wurde durch die Antimoneinverleibung eine Tüpfelung der roten Blutkörperchen herbeigeführt.

Sowohl bei Applikation des Antimons unter die Haut, wie auch bei Applikation auf die Schleimhäute, sehen wir im Blutbilde der Kaninchen eine langsame Vermehrung der roten Elemente auftreten. Bei Kaninchen 6 ist außerdem in die Augen springend die Leukocytose, welche wieder hauptsächlich den Anteil der kleinen Lymphocyten betrifft. An der Vermehrung der Leukocyten ist der Mastzellenanteil stark beteiligt. Außerdem die Abnahme der Thrombocyten um 64%. Auch bei Gaben unter die Haut ist diese Abnahme der Thrombocyten vorhanden, wenn auch nicht so stark. Eine Vermehrung der Eosinophilen tritt ein bei Applikation auf die Schleimhäute (Kan. 6).

III. Versuche an Meerschweinchen.

Je ein Tier von 300 g Gewicht erhält verfüttert das eine 0·1 Brechweinstein, das andere 0·1 metallisches Antimon täglich. Die Tiere gingen schon nach 8—10 Tagen an fortschreitendem Marasmus ein. Die Sektion ergab bei beiden: Magen leer, Blutungen in die Submucosa und Nekrosen. An den Gelenkknochen unregelmäßige Epiphysenlinie und mangelhafte Verknöcherung. Alte Blutungen in die Verknöcherungszone in Gestalt von braunen Verfärbungen. Das mikroskopische Bild gleicht demjenigen, welches man bei künstlichem Skorbut erhält.

Zusammenfassend zeigen unsere Versuche also, daß es gelingt, bei Katzen und Kaninchen, wenn auch bei letzterer Tierart weniger deutlich, die gleichen Veränderungen des Blutbildes zu erzielen durch Antimongaben, welche wir bei den Schriftgießern und Arbeitern in Schriftgießereien festgestellt haben: Abnahme der Neutrophilen und Vermehrung der Mononukleären, hauptsächlich der kleinen Lymphocyten (gelegentlich auch der Mastzellen). Es zeigte sich, was wir auch bei unserer Arbeiterkategorie festgestellt haben, daß je schwerer die Schädigung, je weniger der Betrieb hygienischen Anforderungen genügt, desto mehr fällt in dem Blutbild auf das Zurücktreten der vielkernigen Leukocyten und die Zunahme der Lymphocyten.

Die Eosinophilen zeigen gleichfalls Vermehrung, und zwar bei den Kaninchen bei subkutanen Gaben und bei Applikation auf die Schleimhäute, bei den Katzen bei subkutanen Gaben. Hauptsächlich bei letzteren Versuchstieren setzt die Vermehrung sehr prompt ein. Bei bestehender Vermehrung der weißen Blutkörperchen fällt besonders auf die Abnahme der Blutplättchen, und zwar bis zu 64%. Diese Thrombocytopenie trat bei den Kaninchen auf nach subkutaner und Schleimhaut-Applikation. Die Thrombocytopenie — bei den Schriftgießereiarbeitern festgestellt, wie auch experimentell bei den Versuchstieren hervorgerufen, ließ sich bei diesen nicht durch Bleieinwirkung reproduzieren. Zwei Kaninchen von etwa 1000 g erhielten 3 × 50 mg Blei als Nitrat subkutan mit je 5-tägigen Zwischenräumen. Die Blutplättchen zeigten jeweils eine Zunahme von 124000 und 130000 auf 146000 bzw. 155000 pro Kubikmillimeter.

Als Ausdruck der Schädigung des Blutes finden wir die Zahl der roten Blutkörperchen erst kurz vermindert, sodann vermehrt. Auch diese Neigung zur Polyglobulie (Polycythaemia vera) läßt sich bei den meisten Gießern und bei den Gießerei-Hilfsarbeitern feststellen.

4. Berufsgliederung und Berufsarbeit.

Dem Verein deutscher Schriftgießereien sind 29 Betriebe angeschlossen, außerhalb des Verbandes stehen 7 (Ende 1923). Immerhin hat die Rundfrage die wichtigsten Schriftgießereien Deutschlands umfaßt: Von den äußerst zahlreichen Fragebogen, welche zur Verteilung gelangten, gingen von 11 großen Schriftgießereien beantwortete Bogen ein. Die 860 beantworteten Fragebogen verteilen sich wie folgt auf die Firmen:

Schelter & Giesecke (Leipzig)	200
Berthold (Leipzig)	135
Gursch (Berlin)	79
Berthold (Berlin)	132
Woellmer (Berlin)	54
Gebr. Butter (Dresden)	58
Genzsch & Heyse (Hamburg)	89
Bauer & Co. (Stuttgart)	30
Act.-Ges. für Schriftgießerei u. Maschinenbau (Offenbach)	38
Gebr. Klingspor (Frankfurt)	31
Trennert u. Sohn (Altona)	14

Diese Angehörigen der verschiedenen Zweige des Schriftgießereigewerbes gliedern sich in:

388 Gießer,
149 Teilerinnen u. Abbrecherinnen,
109 Schlosser und Hilfsarbeiter,
64 Schleiferinnen,
40 Einsetzerinnen und Unterschneiderinnen,
30 Justierer und Fertigmacher,
36 Aufsetzerinnen und Fräserinnen,
24 Graveure und Schriftschneider,
9 Stereotypeure und Schmelzer,
9 Schriftsetzer,
2 Galvanoplastiker.

Wenn auch die moderne Entwicklung manche jahrhundertealte Manipulationen im Schriftgießereigewerbe durch maschinellen Betrieb hat ersetzen lassen, so sind doch noch zahlreiche berufliche Gliederungen übriggeblieben, die fast ebenso viele verschiedene Arbeitsbedingungen mit speziellen Schädigungen in sich schließen.

Der Künstler im Schriftgießereigewerbe, der Stempelschneider, der aus der vorgelegten Skizze zunächst die definitive, technisch verwendbare Form durch zeichnerische Änderungen schafft, nach deren verkleinerten Photographie den Stempel oder Patrize aus Stahl; sodann nach verschiedenen Verfahren eine Einprägung dieses Stempels in Kupfer oder Nickel vornimmt und so die Matrize oder Mater entstehen läßt, ist der beruflichen Schädigung noch ziemlich entrückt. Bei der Herstellung der Stahlstempel werden viereckige Stahlstäbchen von 6—7 cm Länge, bevor ihnen das Buchstabenbild eingraviert wird, weich gemacht und kommen zu diesem Behufe in einen luftdicht verschlossenen, mit Kohlenstaub gefüllten eisernen Kasten, wo sie allmählich bis zum Glühen erhitzt werden. Von besonderer Beeinträchtigung der Gesundheit, etwa durch entwickelte Gase, ist hier noch nicht die Rede, ebensowenig bei dem Wiederhärten des Stempels. Das Gravieren stellt an die Augen erhöhte Anforderungen, ein besonderes Maß von Beeinträchtigung der Sehschärfe oder spezielle Augenstörungen kommen jedoch nicht zur Beobachtung. Bekanntlich sollen manche Berufsarten, wie Schriftsetzer, Lithographen, auffallend viel Kurzsichtige aufweisen. Handwerker mit hauptsächlicher Naharbeit, wie Schriftsetzer, Buchdrucker, Photographen, Zeichner u. a. m. sollen bis zu 44·4% Myopen stellen. Daß übrigens auch bei diesen Kategorien nicht allein der ungünstige Einfluß der Naharbeit, sondern wesentlich auch die Auslese und Ausmerzung in Betracht kommen für die Unterschiede der Sehgrade, wurde neuerdings wieder betont.[1] Die Räume für die Graveure werden zumeist nach Norden verlegt und in den modernen Betrieben für gutes Tageslicht gesorgt.

Hier ist der Galvanoplastik Erwähnung zu tun, welche eine besondere Art der Maternherstellung ermöglichte. Das Schneiden des Originals in Blei, der sogenannte „Zeugschnitt“, wobei das Typenbild entweder freihändig oder — wie meist — mit dem Storchschnabel (Pantograph) auf die polierte Bleifläche übertragen wird, hub an, als die Galvanoplastik in den Dienst der Schriftgießerei gestellt wurde. Der Zeugschnitt wird dem Bade übergeben, mit einem millimeterstarken Überzug versehen und dann mit Zink umgossen.

---

[1] Vgl. Rud. Schneider, M. m. W., 67. J., Nr. 31.

In der Klischeegalvanoplastik wird die vom Original erzielte Wachsmatrize graphitiert und dem Metallbade übergeben. Die hier entstehende Kupferhülse, etwa $^3/_{10}$ mm stark, wird verzinnt.

Hier entsteht also Graphitstaub, jedoch in geringer Menge, wenn einigermaßen vermieden wird, daß bei dem Graphitieren durch den Pinsel keine Wolken aufgewirbelt werden. Gefahren erwachsen hieraus nicht.

Die Galvanoplastiker und Klischeehersteller stellen auch in den größten Betrieben nur einen verschwindend kleinen Teil der Arbeiterschaft dar. Die Exposition für Blei ist gering, Fälle von Bleierkrankungen sind uns nicht vorgekommen.

Nun beginnt die Arbeit des Justierers, der die Matrizen darauf prüft, ob das Bild in genau gleichmäßiger Tiefe und in der richtigen Stellung, Linie und Weite, d. h. parallel mit den beiden Seiten im Matrizenkörper sitzt und auch sämtliche Matrizen einer Schrift untereinander die gleichen Abmessungen aufweisen. Zu dem Zwecke wird die Matrize mit Feile und Schleifplatte bearbeitet und mit der Nadel der Justiermaschine fertig justiert.

Dem eigentlichen Guß der Letter geht die Arbeit des Zurichters voraus. Das Zurichten umfaßt das Aufschrauben des Gießinstruments und das genaue Einstellen der Matrize auf Linie und Weite. Die ersten Abgüsse von der Matrize erfahren daher eine genaue Prüfung, ob sie mit den als Norm dienenden Typen übereinstimmen. Etwaige Differenzen werden durch Regulierung der Matrize ausgeglichen. Schrägliegende Schriften wie die deutsche Schreibschrift bedürfen besonders genauer Kontrolle des zurichtenden Mechanikers. Auffallend ist die relativ hohe Zahl der bleikrank Gewesenen unter den letzten beiden Arbeiterkategorien, welche in der Zusammenstellung zusammengefaßt werden können. Die Verrichtungen der Justierer und Zurichter sind Präzisionsarbeit, als Zubereitung vor dem eigentlichen Gießprozeß, und daher körperlich weit weniger anstrengend als diejenigen der Gießer. Andererseits ergeben sich aus ihr häufiges Hantieren in dichtester Nähe mit dem Rohmaterial und dem feinen Staub, der bei seiner Bearbeitung entsteht.

Die Arbeit des Gießers beginnt mit dem Einsetzen des Instruments in die Gießmaschine und dem Verschluß desselben durch den die Mater enthaltenden Materkasten. Dieser legt sich vermittelst Scharnier durch eine Drehung der Kurbel vor eine Öffnung, den Gießmund des Instruments, gleichzeitig senkt sich ein Kolben des Pumpwerks in der Gießpfanne und spritzt durch eine haarfeine Öffnung einen Strahl flüssigen Metalls in das Instrument. Das Metall erstarrt sofort in der so beschickten Matrize, das Instrument geht automatisch zurück,

3*

öffnet sich, die Type wird durch ein Häkchen herausgezogen und gleitet auf schräger Bahn in einen Holzwinkelhaken. Die ursprüngliche Handmaschine ist längst durch eine maschinell betriebene Gießmaschine ersetzt (1838), das Prinzip bleibt sich bei ihnen gleich.

(Über die besonderen Schädigungen der Gießer siehe weiter oben.)

Die gewonnenen Lettern sind noch nicht gebrauchsfertig. Die Abbrecher entfernen den Anguß oder Gießzapfen, der entsteht durch das Festwerden jenes Metalls, welches sich beim Gießen in der Eingußöffnung des Instruments befunden hat. Diese Verbindungsstelle ist absichtlich schwach und läßt sich daher leicht wegbrechen. Ursprünglich geschah das Abbrechen nur mit der Hand unmittelbar oder vermittelst eines Abschlagholzes. Auch diese Manipulation wird jetzt vielfach von den sogenannten Komplettgießmaschinen mit übernommen, welche diesen ersten Akt des „Fertigmachens“ sowohl, wie auch den zweiten des Schleifens besorgen.

Der Schleifer entfernt den Grat oder die Kanten, kleine Erhöhungen, welche entstehen an jenen Stellen, an denen das Metall ausschießt in dünnen Plättchen, dort wo die Mater durch ihre allmähliche Erhitzung den vollkommenen Kontakt mit dem Gießinstrument verliert. Die Letter wird nur auf jenen zwei Flächen geschliffen, auf denen die „Signatur“ als ein halbkreisförmiger Rand erscheint. Das Schleifen ist aber meist Handarbeit geblieben. Wie beim Abbrechgeschäft sind auch hier viel weibliche Arbeitskräfte und Jugendliche beschäftigt. Früher vollzog es sich auf den Schriftschleifsteinen. Es geschieht jetzt meist auf großen Feilen, welche vor den Arbeiterinnen auf dem Arbeitstisch ruhen. Über die Feile wird mit ledergeschütztem Finger, oft auch ohne Schutz, die Letter unter mäßigem Druck der Länge nach mit ein paar Zügen hin und her geführt. Das Schleifen soll die Masse der Letter nicht merklich mindern und die eigentliche Letternfläche selbst nicht angreifen. Es erfordert keine große Anstrengung, wohl aber Geschicklichkeit, die bei gehöriger Übung eine Handschleiftagesleistung von etwa 12000 Stück zuwege bringt. Die Schleifenden sitzen einander meist an langen Tischen gegenüber, das zu bearbeitende Material gehäuft neben sich. Die Haltung ist vornübergebeugt, die Produktion von feinstem flugfähigem Staub beträchtlich, Kleidung und Haare sind mit ihm bestäubt. Der Handschliff wird nebenbei auch durch Schleifmaschinen betrieben, deren Mehrleistung keine große ist und die daher die manuelle Arbeit auch nicht verdrängt haben. Diese Maschinen haben statt der Feilen Messer, zwischen welchen die Lettern auf einer rotierenden, mit Greifern versehenen Scheibe hindurchgeführt werden. Die „Vollendmaschinen“ vereinen das Abbrechen, das Schleifen, sowie das „Aufsetzen“ der Lettern. Die Arbeitsbedingungen sind hierbei besser als beim Handschliff, die Staubproduktion ist aber auch hier eine beträchtliche, mit Abzugsvorrichtungen sind die Schleifmaschinen nicht versehen. Die Aufmerksamkeit der die Maschine bedienenden Mädchen wird durch den Gang der Maschine höchst angespannt; der gleichzeitige Lärm der Maschinen und die Monotonie der Arbeit führt gerade bei den weiblichen Arbeitern zu starker Erregung, gefolgt von Ermüdung des Nervensystems.

Das „Schaben“ der Lettern, auch ein Bestandteil der Zurichtung, bezweckt die Entfernung der Grate und Unebenheiten, welche sich auf denjenigen Flächen befinden, welche vom Schleifen nicht erfaßt wurden. Die Lettern liegen beim Beschaben in den Aufsatzwinkeln. Der Abfall ist beim Beschaben gröber als beim Schleifen, die Staubproduktion an sich geringer.

Die Unterschneider behandeln die überhängenden Buchstaben mit dem Unterschneidemesser nach, damit sie mit den über den Buchstaben hinausragenden Teilen gut zum übrigen Satz passen. Diese Arbeit ist um so unentbehrlicher als gerade an diesen Stellen durch das austretende Metall sich stets ein mehr oder weniger starker Grat bildet, dessen akurates Wegschneiden ebenso wie das Ebenen des sich an die Wände des Kegels schließenden Vorsprungs viel Übung erfordert. Auch hier haben sich Hilfsmaschinen eingebürgert, welche als Unterschneidemaschinen, das sind kleine rotierende Fräsen, diese Arbeiten verrichten.

Die Schriften haben in den verschiedenen Druckereien keine einheitliche Höhe, sie werden daher für die verlangte Schrifthöhe in den Gießereien erst auf eine gewünschte Höhe gebracht durch die Höhehobler oder Fräser. Das auf „Höhe hobeln“ der auf „Lagerhöhe“ gegossenen Schriften geschieht heute meistens auf der „Höhenfräsmaschine“. Über die, wie im Bestoßzeug des Fertigmachers zwischen zwei langen Stahlbacken mit dem Fußende nach oben eingespannte Letternreihe, wird ein schnell rotierender Fräser geleitet, der mit seinen Messern es ermöglicht, mit einem Gang Schriften von Lagerhöhe auf eine beliebige andere Höhe herunter zu fräsen. Die Arbeit an der Höhenfräsmaschine ist keine anstrengende. Weibliche Kräfte leisten hierbei Hilfsarbeit. Der produzierte Abfall ist grobkörniger als der, dem die Schleiferinnen ausgesetzt sind.

Um die letzte Hand an das Fabrikat zu legen, werden die Lettern in der Reihenfolge des Gießzettels auf etwa 60 cm lange hölzerne Winkelhaken gebracht, die an der einen kurzen und der anderen langen Seite eine kleine Erhöhung zum Festhalten der Lettern haben. Diese Manipulation ist Sache der Aufsetzer. Sie wird vielfach von weiblichen

Arbeitskräften besorgt. Der Staubgefahr durch die eigne Arbeit sind sie wenig ausgesetzt; es führt jedoch das ständige durch die Finger Gleitenlassen der Typen eine unablässige innige Berührung mit dem Metall herbei. Die Teilerinnen haben ihrer Berufsbezeichnung entsprechend eine Sortierung der fertigen Lettern vorzunehmen nach Charakter und Menge. Auch hier ist die Möglichkeit der Aufnahme von Blei durch beschmutzte Hände sehr leicht gegeben. Dasselbe gilt auch von den Einsetzerinnen, welche die aufgesetzten Lettern vom Winkelhaken in Schiffe einsetzen, mit einer Schnur umwinden und dann in festes Papier einschlagen.

Besondere Erwähnung verdienen diejenigen Zweige des Schriftgießereigewerbes, welche das „Füll"- oder „Ausschluß"material, auch Regletten, Hohlstege oder Quadrate genannt, herstellen. Zur Herstellung dieses Leermaterials dienen Spezialmaschinen. Die Reglettengießer arbeiten an den sogenannten Durchschußmaschinen, welche breite Platten gießen, die dann wieder in die gewünschten Längen geteilt werden. Es kommt bei diesem Gießen zu einem starken Verspritzen von Metall und Aufwirbeln von metallhaltigem Staub. Starke Stege und „Hohlstege" gießt man zum Teil noch nach Altväterweise mit dem Löffel im Handgießinstrument, in modern eingerichteten Gießereien jedoch ebenfalls auf Spezialmaschinen.

Verbrennungen sind bei diesem Handbetrieb sehr häufig, die Bleistaubgefahr ist jedoch geringer.

5. Berufsschädigungen der Schriftgießer.

Die häufigsten Schädigungen entstehen durch die sogenannten „Spritzer" des „Gießzeuges", d. h. des Letternmetalls. Bei dem früheren, längst veralteten Verfahren des Handgusses mit dem „Gießinstrument", war diese Schädigung begreiflicherweise an der Tagesordnung, weil bei diesem obsoleten Verfahren das Gießinstrument mit dem löffelweise einzugießenden Metall in den Händen des Gießers und in unmittelbarer Nähe der ungeschützten Körperteile sich befand.

Heutzutage ist bei weitem am meisten daran beteiligt die „Gießmaschine" älteren Stils, während sie bei den modernen Komplettmaschinen" viel seltener vorkommen. Die „Spritzer", die verschiedenes Volumen haben, von kleiner Tropfengröße bis zu Kirschkerngröße und darüber, kommen fast stets zustande, wenn das „Instrument" sich nicht fest gegen den „Gießmund" legt. Lässigkeit des Gießers, wenn demselben die mangelhafte Durchgängigkeit der haarfein ausgezogenen Spitze, durch welche das Metall in das Instrument gedrückt wird, entgeht oder — und zwar bei der Komplettmaschine — wenn die gegossene Type durch den Mechanismus nicht sofort weiter gestoßen wird und das nachdrückende flüssige Metall sich einen Ausweg sucht, sind zumeist daran schuld.

Vornean stehen in der Häufigkeit des Befallenseins die Arme und Hände; es folgen die Brust und das Gesicht, selten werden getroffen Füße und besonders die Augen, trotzdem sie beim Gießgeschäft recht ausgesetzt sind (reflektorische Abwehr). Die beigegebene Tabelle XII, nach Erhebungen in den letzten Monaten des Jahres 1923, zeigt die Häufigkeit der „Spritzer". Demnach entfallen davon auf Arme und Hände fast 7 mal soviel wie auf die Brust, 13 mal mehr wie auf das Gesicht und fast 20 mal soviel wie auf die Füße. Das Auge ist beinahe 30 mal weniger gefährdet als alle übrigen exponierten Körperteile zusammengenommen. Diejenigen Firmen, welche Komplettmaschinen vorzugsweise in ihrem Betriebe haben, zeigen auch erheblich weniger diese Berufsverletzungen als die Betriebe mit Gießmaschinen alten Modells.

Die Heilungstendenz der durch Spritzer hervorgerufenen Brandwunden ist verzögert durch die sich anschließenden Eiterungen, eine Folge der mit Metallstaub und Schmutz in die Gewebe beförderten Verunreinigungen.

Als eine weitere Berufsschädigung, die äußerst charakteristisch für die Schriftgießer ist, muß die Zeigefingerquetschung betrachtet werden.[1] Diese Verletzung, welche nicht selten zum Verlust der ganzen Endphalange führt, kommt zustande an Komplettmaschinen bei der vorletzten Phase des Letternherstellungsprozesses, wenn der „Anguß" genannte Grat abgestoßen wird. Die dabei sich manchmal anhäufenden Bleispäne soll der Gießer, wenn nötig, mit einem Pinsel entfernen. Unterliegt er da der Versuchung, diese kurze Manipulation mit dem Finger vorzunehmen, kommt er mit demselben in die sich bewegenden Maschinenteile. So gut wie nie fand ich diese Berufsverletzung bei Gießern, welche deutsche Maschinen bedienten (z. B. Schelter & Giesecke-Maschinen und Böttger-Gursch-Maschinen); desto häufiger aber bei Gießern, welche an den noch vielfach im Gebrauch befindlichen französischen Maschinen arbeiteten (System Foucher). [Vgl. Tabelle XII.]

---

[1] In den Beiheften der „Dermatolog. Wochens." 1915 von Ullmann u. Rille, findet sich in dem Beitrag von Max Jerusalem: „Typische Haut- und Weichteilverletzungen der Arbeiter", ein Hinweis auf Quetschungen der Endphalangen des zweiten und dritten Fingers beim Auflegen der Druckbogen an der Tiegelpresse. Die oben, bei den Schriftgießern geschilderte Berufsverletzung ist dort merkwürdigerweise nicht erwähnt, wenngleich sie mir viel häufiger zu sein scheint.

Tabelle XII.

„Spritzer“ und Fingerquetschungen durch Gießinstrument.

Name der Gießerei und Zahl der Gießer	Gesicht	Auge	Brust	Arme	Hände	Fuß	Fingerquetschungen durch Gießinstrument
Berthold, Leipzig, 57 Gießer	10 × = 17%	3 × = 5%	4 × = 7%	15 × = 26%	10 × = 17%	4 × = 7%	12 × = 21%
Sch. & G., Leipzig, 60 Gießer	—	—	13 × = 21·6%	60 × = 100%	—	—	—
Br. B., Dresden, 28 Gießer	3 × = 1·7%	—	1 × = 3·5%	5 × = 1·7%	1 × = 3·5%	1 × = 3·5%	7 × = 2·5%
Berthold, Berlin, 64 Gießer	—	5 × = 7%	—	6 × = 9%	3 × = 4·6%	4 × = 6·2%	7 × = 1·9%
E. G., Berlin, 30 Gießer	—	—	2 × = 6·6%	3 × = 10%	1 × 3·3%	—	1 × = 3·3%
W. W., Berlin, 41 Gießer	—	1 × = 2·1%	3 × = 7%	3 × = 7%	—	—	3 × 7%
G. & H., Hamburg, 46 Gießer	—	—	1 × = 2·1%	1 × = 2·1%	—	—	5 × = 1·8%
B. & Co., Stuttgart, 16 Gießer	—	—	—	—	—	—	2 × 12%

Die Unfallhäufigkeit überhaupt in obigen Schriftgießereien in den Jahren 1920—1922 war folgende. Aufnahme fanden nur schwerere Unfälle sowie Verbrennungen 2. und 3. Grades.

Tabelle XIIa.

Unfallhäufigkeit in drei Jahren in Schriftgießereien.

	Verlust	Quetschung	Schwere „Spritzer" u. Sonstiges
1920		Oberarm 1 Fall Fuß 1 Fall	An Komplettgießmaschine Unterarm 1 Fall Hand 1 Fall Finger 1 Fall
	Finger 2 Fälle	Finger 6 Fälle	An Gießmaschine: Finger 2 Fälle Hand 2 Fälle Unterschenkel 2 Fälle Mehrere Körperteile 1 Fall
1921		Unterarm 1 Fall Finger 2 Fälle	An Komplettgießmaschine Oberarm 1 Fall Unterarm 1 Fall
			An Gießmaschine: Rumpf 1 Fall Finger 2 Fälle Kopf 1 Fall Auge 5 Fälle Fuß 3 Fälle
1922		Finger 2 Fälle	An Komplettgießmaschine: Rumpf 1 Fall Finger 1 Fall Kopf 1 Fall Auge 5 Fälle Oberarm 1 Fall Hals 1 Fall
		Finger 7 Fälle Hand 1 Fall Fuß 1 Fall	An Gießmaschine Finger 1 Fall
			An Handgießmaschine (Regletten) Rumpf 1 Fall

Die Unfallstatistik gestaltet sich für die Schriftgießereien wesentlich ungünstiger, wenn auch die kleinen Brandwunden durch wenig gefährliche Spritzer mit zu den „Unfällen" gerechnet werden. Erfahrungsgemäß werden von den Gießern diese kleinen Spritzer als Nebensächlichkeit behandelt, weshalb wir sie in unserer Zusammenstellung unberücksichtigt ließen. Zu den besonders gefährdeten Berufen können wir, was Betriebsunfälle angeht, die Schriftgießerei nicht rechnen. Über die Verteilung der Unfälle auf das polygraphische Gewerbe in seiner Gesamtheit, verglichen mit anderen Gewerben, sagt folgende ältere Zusammenstellung aus:

Auf 100 versicherungspflichtige Mitglieder kamen Krankheitstage durch Betriebsunfälle

	männlich	weiblich
Alle Berufe überhaupt	122·4	28·2
Im polygraphischen Gewerbe	19·0	23·3
Bei Setzern	4·1	—
„ Schriftgießern	34·4	10·0
„ Buchdruckern	36·0	15·4 (Anlegerinnen)
„ Buchbindern	29·1	18·6
„ der Textilindustrie	119·0	53·8
„ Arbeitern in Spinnereien	124·2	58·6

6. Allgemeiner Gesundheitszustand der im Schriftgießereigewerbe tätigen Arbeiter.

Sich auf Grund von Fragebogen ein Bild über den Gesundheitszustand einer Arbeiterkategorie machen zu wollen, wird immer ein Unternehmen sein, an welches man mit einer gewissen Skepsis herantritt. Hat man das Glück, die Fragebogen überhaupt ausgefüllt zurück zu erhalten, wird der erhaltenen Antwort immer noch mit einem gewissen Zweifel zu begegnen sein. Abgesehen von Ungenauigkeiten, wird nur zu leicht der Wunsch, einen gewissen Vorteil aus einem schlechten Gesundheitszustand zu ziehen, die Antwort beeinflussen. Unter diesem Vorbehalt sind denn wohl auch die Antworten zu bewerten, welche wir auf unsere Fragen, den Gesundheitszustand betreffend, erhielten. Ein großer Teil der Arbeiter gibt allgemeine Klagen an, wie „Kopfschmerzen, Stirnkopfschmerz nach der Arbeit"; von weiblichen Arbeitern bezogen sich 65 Klagen, von männlichen 62 Klagen hierauf. Andere berichten über Schwindel (8 Antworten von Frauen, 10 von Männern), wieder andere über Übelkeitsgefühl, Appetitlosigkeit und Magenbeschwerden (13 Klagen von Frauen, 15 von Männern). Genaueres erfährt man schon, wenn die präzise Frage nach überstandener Bleikrankheit gestellt wird, weil hier das Subjektive nach Möglichkeit ausgeschaltet und eine ärztliche Diagnose der Antwort zumeist zugrunde gelegt wird. Aus hygienisch nicht ganz einwandfreiem Betriebe kamen auch die meisten Meldungen über „Bleikrankheit". Fassen wir die Bleikrankheiten der Jahre 1913—1922 zusammen, so ergeben sich auf

Grund der Blutdiagnostik (Tüpfelung) in einem Betriebe bei einem Arbeiterstand von im Durchschnitt 228 Arbeitern — alle Sparten des Gewerbes umfassend — 5·2% Erkrankte, in einem zweiten mit 60 Arbeitern nur 1·6%. Die große Mehrzahl der positiven Befunde fiel auf die Schleiferinnen, 42·8%, dann folgten die Gießer mit 2·6%, während der Anteil der übrigen Sparten geringfügig war. Eine Rundfrage des Jahres 1923 unter den Gießereiangehörigen veranstaltet, ergab ein ähnliches Bild, insofern als auch hier (von 388 Gießern) nur 15·7% angaben, „bleikrank" gewesen zu sein, eine Erkrankungsziffer, welche um 7·6% zurückblieb hinter der höchsten Erkrankungsziffer, welche mit 23·3% von den Justierern und Fertigmachern gestellt wurde. Die Frequenz der gesamten Bleierkrankungen im Schriftgießereigewerbe nach der Erhebung des Jahres 1923 stellt sich prozentualiter so dar:

Gießer	Justierer und Fertigmacher	Stereotypeure und Schmelzer	Schleiferinnen	Fräserinnen und Aufsetzerinnen	Einsetzerinnen und Unterschneiderinnen	Graveure und Schriftschneider	Teilerinnen und Abbrecherinnen	Schlosser und Hilfsarbeiter
15·7	23·3	11·1	10·9	8·3	5	4·1	0·6	2·7

Geht ein größeres Gefährdetsein der Gießer somit aus der Untersuchung der Frequenz der Bleikrankheit nicht hervor, so gewinnt man ein ähnliches Bild, wenn man eine Verteilung vornimmt der verschiedenen Krankheiten auf die einzelnen Berufszweige. Zugrunde gelegt sind die Krankmeldungen des Jahres 1922, wie sie sich ergeben aus den Büchern des Vereins Leipziger Buchdrucker- und Schriftgießereigehilfen (vgl. Tabelle XIIb).

Die Prozentsätze, welche entfallen an den verschiedenen Krankheiten auf die einzelnen Hauptsparten im polygraphischen Gewerbe, sind geradezu bei den Gießern die kleinsten. Bis auf die Lungenleiden und Rippenfellentzündung (Gießer 11%, Stereotypeure 7%), haben die Stereotypeure, wenn auch engere Berufsgenossen der eigentlichen Schriftgießer, doch ein Vielfaches der letzteren an Erkrankungsfällen aufzuweisen. Auch zu den Nierenerkrankungen im Gefolge von Bleiaufnahme stellen die Gießer das kleinste, die Setzer, sodann die Drucker, jedoch das höchste Kontingent. Merkwürdig gering ist auch der Anteil an rheumatischen Erkrankungen, welcher auf die Gießer entfällt, während gerade die Zahl dieser Affektionen von vornherein bei den Gießern infolge ihrer Tätigkeit an den überhitzten Gießmaschinen als sehr hoch

Tabelle XIIb.

Verteilung des Anteils an den einzelnen Krankheiten auf die verschiedenen Sparten im Schriftgießereigewerbe 1922.

Es erkrankten an	von folgenden Berufszweigen in Prozent									
	Setzer		Drucker		Gießer		Stereotypeure, Schmelzer		Maschinensetzer	
Blutarmut, Blutkrankheiten	24	44%	18	33%	3	5%	9	16%	—	—
Nierenkrankheiten	3	16	12	66	—	—	1	5	2	11%
Bleikrankheiten, Darm- u. Magenkolik	70	50	51	36	3	2	10	7	5	3
Lungenleiden, Rippenfellentzündung	79	46	57	32	19	11	12	7	1	0·5
Bronchialkatarrh, Asthma	113	59	29	15	5	2	17	8	—	—
Herzleiden	57	78	13	17	1	1·3	2	2	—	—
Furunkulose, Geschwüre	22	57	10	26	3	7	2	5	1	2
Rheuma, Ischias, Hexenschuß	72	58	42	33	2	1	9	7	—	—
Grippe, Influenza	321	55	197	33	13	2·2	38	6	12	2
Nierenerkrankungen (nach Blei)	87	61	44	30	3	2	6	4	4	2·7
Haut- u. Geschlechtskrankheiten	20	54	14	37	1	2	2	5	—	—

anzunehmen wäre. Innerhalb der polygraphischen Berufsgruppe leiden erfahrungsgemäß besonders stark an Gicht die Schriftgießer und die Schriftsetzer. Nach einer früheren Statistik des polygraphischen Gewerbes kamen Krankheitsfälle an Gicht auf je 100 männliche Pflichtmitglieder von den Schriftgießern in den Altersklassen von 25 bis 65 Lebensjahren 7·71%, von den Schriftsetzern nur 2·82%. Allen Berufsgruppen gegenüber litten die Schriftgießer das 31fache an Gicht.

	In der Zeit vom 1./1. 1922 bis 30./6. 1923 entfielen auf die				
	Setzer	Drucker	Gießer	Stereotyp. u. Schmelzer	Maschin.-Setzer
Mitglieder Ende 1922	4053	1875	326	317	65
Krankmeldungen insgesamt	868	487	53	108	25
Krankmeldungen in % der Mitglieder	21·4 %	25·1 %	16·2 %	34·1 %	38·4 %

Einen Aufschluß über diese unscheinbare gesundheitliche Benachteiligung der Stereotypeure gegenüber den Gießern gibt uns hier vielleicht die Betrachtung der Dauer der Beschäftigung in diesem Berufszweige. Die längste Zeit im Berufe waren die Stereotypeure und Schmelzer mit 22·2% ihrer Angehörigen, welche mehr als 40 Jahre im selben Fache arbeiteten. Sie stellen auch den größten Prozentsatz derjenigen Berufszweige des ganzen Gewerbes, welche auf eine Tätigkeit von 21 bis 30 Jahren in ihrer Sparte zurückblicken. 44·4% der Stereotypeure und Schmelzer, von den Gießern 27·7%, waren bis zu 30 Jahren im Dienste ergraut. Den größeren Anteil der Stereotypeure und Schmelzer an den Krankmeldungen werden wir also wohl zwanglos erklären können als eine natürliche Erscheinung der Altersabnutzung.

Die Justierer und Fertigmacher gaben im Untersuchungsjahr 1923 die größte Frequenz an Bleierkrankungen ab, das lange Ausharren im gleichen Berufszweige — bis zu 80% hatten stets dem Gießereizweig angehört — gibt hierfür neben der größeren Exposition die Erklärung. Justierer oder Fertigmacher waren bis zu 26·6% über 40 Jahre lang in der gleichen Sparte tätig.

Eine Verteilung der Krankheitstage (an allen Krankheiten zusammen) auf die hauptsächlich in Betracht kommenden Mitglieder des Schriftgießereigewerbes ergibt folgendes Bild:

An Krankheitstagen kamen auf 100 Pflichtmitglieder 1923				
von	Personen	Tage	Auf je 100 Mitglieder entfallen Tage	Pro Kopf Tage
Schleiferinnen	19	1127	5930	59·3
Unterschneiderinnen u. Fräserinnen	49	3024	6370	63·7
Teilerinnen u. Abbrecherinnen	10	476	4760	47·6
Aufsetzerinnen	9	413	4600	46
Gießer	46	2786	6050	60·5
Graveue u. Schriftschneider	8	392	4900	49
Justierer u. Fertigmacher .	6	266	4430	44·3
Schmelzer	3	126	4200	42

Es kamen auf 100 Pflichtmitglieder 1914				
von	Personen	Tage	Auf je 100 Mitglieder entfallen Tage	Pro Kopf Tage
Schleiferinnen	13	1092	8400	84
Unterschneiderinnen u. Fräserinnen	17	476	2800	28
Teilerinnen u. Abbrecherinnen	6	126	2100	21
Aufsetzerinnen	2	63	3150	31·5
Gießer	56	3409	6800	68
Graveue u. Schriftschneider	5	315	6300	63
Justierer u. Fertigmacher .	7	329	4740	47
Schmelzer	4	161	4260	42·6

Nach der Statistik der Leipziger Ortskrankenkasse entfielen von anderen Gewerben auf die Bäcker beispielsweise 5, auf die Bauhilfsarbeiter 14·4 Krankheitstage, während unsere Gießer mit 60·5 und die Unterschneiderinnen mit 63·7 Tagen pro Kopf, also ein Vielfaches davon an Krankheitstagen auf sich vereinten.

Im Jahre 1923 waren im Leipziger Schriftgießereigewerbe (L.S.G.) 1044 Arbeiter beiderlei Geschlechts beschäftigt, davon 686 Männer und 318 Frauen. Das Verhältnis der im Jahre 1923 im L.S.G. beschäftigten Männer zu den Frauen betrug 68·3 zu 31·6%, die Erwerbsunfähigen unter ihnen standen im Verhältnis von 10·6% Männern zu 27·3% Frauen. Diese Zahlen sind gezogen aus 4 großen Betrieben.[1] (Auf die Männer entfielen 568, auf die Frauen 720 Krankheitswochen.)

Für das Betriebsjahr 1914 sind die absoluten Zahlen etwas kleiner. Die Ursache hiervon ist hauptsächlich der Umstand, daß zu diesem Zeitpunkte die Gießereischlosser und Messinglinienarbeiter noch nicht dem Verbande der Schriftgießereigehilfen angehörten, bzw. tariflich bei den Metallarbeitern und in deren Listen geführt wurden. Erst in zweiter Linie ist maßgebend für das Anschwellen der Arbeiterzahl das Anwachsen der Betriebe überhaupt nach den Zeiten wirtschaftlichen Niedergangs.

Im Jahre 1914 waren im L.S.G. 516 Arbeiter beiderlei Geschlechts beschäftigt, davon 357 Männer und 159 Frauen, das Verhältnis der männlichen Arbeiter zu den weiblichen betrug also 68·7 zu 3·8%. Die Erwerbsunfähigen unter diesen standen im Verhältnis von 2·1% Männern zu 28·9% Frauen. (Auf die Männer entfielen 602, auf die Frauen 316 Krankheitswochen.) Stellen wir die beiden Zeitabschnitte gegenüber, so fällt uns auf die Zunahme der weiblichen Arbeitskräfte auch im Schriftgießereigewerbe. Während sich die Zahl der männlichen Arbeiter um 92% vermehrte, finden wir bei den weiblichen Arbeitskräften eine Zunahme um 100%. Diese starke Heranziehung der Frau zu den Betrieben der Schriftgießerei setzte naturgemäß schon im Laufe der Kriegsjahre ein. Die wachsende Einführung der Komplettmaschinen ist auch aus dem Grunde gewerbehygienisch zu begrüßen, weil sie viele Einzelmanipulationen überflüssig macht und geeignet ist, die Frau wieder aus den Gewerben zu verdrängen, die ihrem Organismus ohne Frage schädlich sind. Diese Schädlichkeit muß den an und für sich schon für Fabrikarbeit ungeeigneten weiblichen Körper doppelt treffen in den Entwicklungsjahren. Die letzte Berufs- und Gewerbezählung

[1] Im Jahre 1914 bestanden in Leipzig noch rund 7 Schriftgießereien. Seit der Zeit vollzog sich eine Verschmelzung mit dem Resultat, daß mehrere kleinere Gießereien in einem größeren Konzern aufgingen.

im Deutschen Reiche vom Jahre 1907 ergab unter 31259429 Einwohnerinnen 9492881 berufstätige Frauen, d. h. 30·4% der weiblichen Bevölkerung. Von diesen 9·5 Millionen Frauen war ein Drittel verheiratet. Wie steht es mit unseren weiblichen Berufstätigen? Von den 289 Personen, welche unsere Statistik als Fräserinnen und Aufsetzerinnen, Teilerinnen und Abbrecherinnen, Einsetzerinnen und Unterschneiderinnen, endlich als Schleiferinnen führt, hatten 87·7% noch nicht das zwanzigste Lebensjahr erreicht, waren also just in den Entwicklungsjahren oder kurz darauf den Schädlichkeiten des polygraphischen Gewerbes ausgesetzt. In den Jahren der Geschlechtsreife waren es die jugendlichen Jahre von 20 bis 29, welche die meisten Arbeiterinnen umfaßte, rund 153%. Folgen dieser Berufsarbeit prägen sich nun ferner aus in der Eheunlust der weiblichen Berufstätigen, natürliche Reaktion auf die ihnen nicht adäquate Beschäftigung in der Industrie. So muß naturgemäß die Frauenerwerbsarbeit ungünstig auf die gesunde Volksvermehrung — richtiger die Vermehrung gesunden Volkes — einwirken, wenn die Zeit der stärksten Erwerbstätigkeit der Frau mit einer Schädigung der Generationsorgane in den Jahren stärkster Fortpflanzungstätigkeit zusammenfällt. Zu den schädlichen Einflüssen unvermeidlicher Haltungsanomalien gesellen sich in den Schriftgießereien die spezifischen Giftwirkungen des Bleies, die beim Weibe als Blutarmut und Verkümmerung der Unterleibsorgane vorzüglich in die Erscheinung treten.

Der Hämoglobingehalt des Blutes der Frauen in Schriftgießereien ist dementsprechend manchmal niedrig.

100% der Schleiferinnen hatten
einen Hämoglobingehalt von . . . . 90 bis 94%.

100% der Helferinnen (d. h. Arbeiterinnen in Schriftgießereien) hatten
einen Hämoglobingehalt von . . . . 95 bis 100%.

100% der Teilerinnen hatten
einen Hämoglobingehalt von unter . . . . 90%.

100% der Abbrecherinnen hatten
einen Hämoglobingehalt von unter . . . . 90%.

Von den Schmelzern und Stereotypeuren (27) hatten

59·7% einen Hämoglobingehalt von 95 bis 100%.
14·8% „ „ „ 90 bis 94%.
14·8% „ „ „ unter 90%.

Von den Gießern (54) hatten

61·1% einen Hämoglobingehalt von 95 bis 100%.
20·3% „ „ „ 90 bis 94%.
11·1% „ „ „ unter 90%.

Daß das Erwerbsleben viele in den besten Jahren vom Eingehen einer Ehe und einem geregelten Familienleben zurückhält, beweist die große Zahl der ledigen Arbeiterinnen in den von uns oben zitierten Sparten. Von den Fräserinnen und Aufsetzerinnen waren 55·5%, von den Teilerinnen und Abbrecherinnen 76·5%, von den Einsetzerinnen und Unterschneiderinnen 62·5% und von den Schleiferinnen gleichfalls 62·5% unverheiratet.

Erfahrungsgemäß üben die „Bleiberufe" auf die Schwangerschaft einen äußerst ungünstigen Einfluß aus.

Häufigkeit von Fehl- und Frühgeburten in der Bleiindustrie

	Bei starker Bleigefährdung	Gleicher Betrieb, aber keine Bleigefährdung
Rechtzeitige Entbindungen . .	34%	129%
Fehl- und Frühgeburten . . .	30·6%	13·4%
Gebärmutterblutungen	2%	12%
Einrechnung der Gebärmutterblutungen zu den Fehlgeburten	33·3%	19·9%

Die Fruchtbarkeit der Ehen legt davon auch ein beredtes Zeugnis ab:

Auf hundert Ehen waren unfruchtbar			
von den Fräserinnen und Aufsetzerinnen	von den Teilerinnen u. Abbrecherinnen	von den Einsetzerinnen und Unterschneiderinnen	von den Schleiferinnen
52·9	63·9	47·5	34·6

Die Generationsfähigkeit pflegt in solchen Ehen, wo eins der Eltern, meist die Mutter, mit Blei viel in Berührung kommt, herabgesetzt zu sein (die Fruchtbarkeitsverhältnisse treten merklich zurück hinter diejenigen anderer Berufszweige handarbeitender Bevölkerung). Es kommen auf die Ehen unserer Fräserinnen und Aufsetzerinnen im Durchschnitt 2·1 Kinder, der Teilerinnen und Abbrecherinnen 2·7, der Einsetzerinnen und Unterschneiderinnen 2·3, der Schleiferinnen 1·5 Kinder.

7. Gebürtigkeit, Beruf der Eltern, Wohnungsverhältnisse, soziale Lage.

Erfahrungsgemäß hängt die Berufswahl von verschiedenen Faktoren ab, welche meist stärker sind als etwa die ausgeprägte Vorliebe für ein bestimmtes Handwerk. Die Umwelt übt einen starken Einfluß aus, sie wird auch teilweise für die späteren Gesundheitsverhältnisse einer ganzen Berufskategorie mitbestimmend sein. Diejenigen, welche aus ländlichen Verhältnissen kommen, werden im allgemeinen körperlich besser ausgerüstet sein als solche, welche dem weniger günstigen sozialen Milieu einer Großstadt entstammen. Es ist aber auch für die Gesundheit — somatische und psychische — des Arbeiters von größter Bedeutung, ob er das ganze Jahr kaum die Enge der städtischen Steinwüste verläßt oder ob ihm ein Ausgleich gewährt wird durch Betätigung in der freien Landluft. Weit leichter werden in diesem Falle die Schäden der gewerblichen Gifte, einseitige Überlastung von Muskelgruppen, welche zu den gewerblichen Haltungsanomalien führen usw., ausgeglichen werden. Freudiger ausgenutzt und auch leichter zugängig werden diese Vorteile nun denjenigen sein, welche sowieso schon Beziehungen zur Scholle haben.

Unsere Tabellen XIII und XIV geben uns die Auskunft, daß von den Gießern sowohl wie auch von sämtlichen übrigen Angehörigen des Schriftgießereigewerbes ein sehr großer Prozentsatz in der Stadt geboren ist; auf dem Lande hingegen von den Gießern nur 22% und von den übrigen Zweigen im Mittel nur 29%. Diese ungünstige Auslese birgt die Gefahr in sich, daß zu einem an die Gesundheit sowieso schon hohe Anforderungen stellenden Gewerbe sich körperlich wenig Widerstandsfähige drängen, und erklärt uns jedenfalls zum Teil mit den vielfach labilen Gesundheitszustand der Angehörigen des Schriftgießereigewerbes.

Eine berufliche Auslese in dem Sinne einer Vererbung desselben Berufes von Vater auf Sohn und dadurch bedingte Züchtung einer Resistenzverminderung in ganz bestimmter Richtung, liegt bei unserem Gewerbe nicht vor. Für einige Berufe ist dies bekanntlich in bejahendem Sinne zu beantworten, so daß ein ungünstiges Ergebnis gesundheitlicher Erhebung in manchem Berufe irrtümlich diesem als solchen zur Last gelegt wurde. Wir sehen, daß ganz überwiegend dem Schriftgießereigewerbe der Vater nicht angehörte, ebenso nicht dem sonstigen polygraphischen Gewerbe, wie eine weitere Rundfrage ergänzend ergab. Von den 388 Gießern waren nur 25 (6·9%) Söhne von Gießern; am meisten neigten noch die Justierer und Fertigmacher zum Berufe ihres Vaters (33·3%).

Tabelle XIII.

Soziale Lage der Schriftgießer und verwandter Berufe.

		Gießer (388)		Justierer und Fertigmacher (30)		Stereotypeure und Schmelzer (9)		Schriftsetzer (9)		Graveure und Schriftschneider (24)		Galvanoplastiker (2)		Fräserinnen und Aufsetzerinnen (36)		Teilerinnen und Abbrecherinnen (149)		Einsetzerinnen und Unterschneiderinnen (40)		Schleiferinnen (64)		Schlosser und Hilfsarbeiter (109)	
			%		%		%		%		%		%		%		%		%		%		%
Es standen im Alter von Jahren	—19	46	11·8	—	—	—	—	—	—	1	4·1	—	—	6	16·6	42	28·1	10	20·5	8	12·5	7	6·4
	20—29	74	19	3	10	—	—	5	55·5	3	12·5	—	—	10	27·7	60	40·2	16	40	29	45·3	32	29·3
	30—39	57	15·9	6	20	—	—	—	—	3	12·5	—	—	8	22·2	24	16·1	7	17·5	14	21·8	21	19·2
	40—49	79	20·3	6	20	2	22·2	3	33·3	9	37·5	1	50	5	13·8	11	7·4	5	12·5	10	15·6	22	20·1
	50—59	84	21·1	8	26·6	1	11·1	—	—	6	25	1	50	5	13·8	10	6·7	2	5	1	1·5	13	11·9
	60—69	40	10·3	8	26·6	5	55·5	1	11·1	2	8·3	—	—	2	5·5	1	0·6	—	—	1	1·5	11	10
	70—	6	1·5	—	—	1	11·1	—	—	—	—	—	—	—	—	—	—	—	—	1	1·5	3	2·7
Ort der Geburt	Stadt	301	77	19	63·3	6	66·6	6	66·6	18	75	2	100	25	69·3	126	84·5	27	67·5	48	75	65	59·6
	Land	86	22	11	36·6	3	33·3	2	22·2	6	25	—	—	11	30·5	22	14·7	13	32·5	16	25	44	40·3
Beruf des Vaters	Gießer	25	6·9	10	33·3	1	11·1	—	—	1	4·1	—	—	2	5·5	19	12·7	2	5	3	4·6	4	3·6
	Anderer Ber.	340	93·1	19	63·3	7	77·7	2	22·2	25	95·8	2	100	34	94·4	129	85·5	38	95	61	95·3	98	89·9
Beruf der Mutter	Beruf	47	12·9	1	3·3	1	11·1	—	—	3	12·5	—	—	7	16·6	15	10	1	2·5	6	9·3	2	1·9
	Kein Beruf	336	87	28	93·3	8	88·8	1	11·1	21	87·5	2	100	28	77·7	133	89·2	39	97·5	58	90·6	06	97·2
Zahl und Alter der lebenden Geschwister	—6	7	1·8	3	10	—	—	—	—	—	—	—	—	—	—	8	5·3	3	7·5	6	9·3	2	1·9
	7—15	49	11·3	5	16·6	—	—	—	—	2	8·3	—	—	9	25	46	30·8	14	35	33	51·5	22	20·1
	16—20	67	17·2	5	16·6	—	—	—	—	12	50	—	—	11	30·5	89	59·7	26	65	35	54·6	37	33·9
	21—	689	152·3	49	163·3	22	244·4	2	22·2	45	187·5	2	100	121	336·1	230	154·3	87	217·5	138	215·6	195	17·8
Ehestand	Verheiratet	285	75	4	13·3	8	88·8	4	44·4	18	75	2	100	16	44·4	34	22·8	15	37·5	24	37·5	72	66
	Ledig	95	25	25	83·3	1	11·1	1	11·1	6	25	—	—	20	55·5	114	76·5	25	26·5	40	62·5	35	32·1

Zahl u. Alter der lebenden Kinder	—6	66	17	4	13·3	—	—	—	—	5	20·8	—	—	4	11·1	10	6·7	3	7·5	10	15·6	13	11·9
	7—12	60	15·4	8	26·6	2	22·2	1	11·1	6	25	—	—	2	5·5	15	10	6	15	6	9·3	13	11·9
	13—19	139	34·5	6	20	2	22·2	1	11·1	13	54·1	2	100	4	11·1	13	8·7	6	15	14	21·8	16	14·6
	20—	275	70·8	33	110	9	100	—	—	6	25	1	50	7	19·4	16	10·7	2	5	12	18·7	38	34·8
Früherer Beruf	Gießer	298	78	24	80	4	44·4	5	55·5	21	87·5	1	50	10	27·7	77	51·6	13	32·5	6	9·3	6	5·5
	Anderer Ber.	84	21·9	5	16·6	5	55·5	—	—	3	12·5	1	50	26	72·2	60	40·2	27	67·5	58	90·6	102	93·5
Bleikrank gewesen	—	61	15·7	7	23·3	1	11·1	—	—	1	4·1	—	—	3	8·3	1	0·6	2	5	7	10·9	3	2·7
Lungenleiden in der Familie	—	26	6·7	3	10	2	22·2	—	—	—	—	1	50	2	5·5	7	4·7	2	5	1	1·5	9	8·2
Wohnungs-verhältnisse	1—2 Zimmer	3	5	3	10	1	11·1	—	—	5	20·8	1	50	5	13·8	42	28·1	6	15	7	10·9	22	20·1
	3 Zimmer	25	42	4	13·3	1	11·1	—	—	3	12·5	1	50	12	35·5	50	33·5	18	45	15	23·2	33	30·2
	Über 3 Zim.	25	42	21	70	7	77·7	4	44·4	6	25	—	—	19	52·7	52	34·8	16	40	38	59·3	51	46·7
Seit wieviel Jahren im jetzigen Beruf?	0—2	21	5·4	2	6·6	1	11·1	—	—	3	12·3	—	—	9	25	45	30·2	11	27·5	26	40·6	24	22
	3—5	30	7·4	—	—	—	—	—	—	—	—	—	—	10	27·7	61	40·9	19	47·5	26	40·6	36	33
	6—10	15	3·6	1	3·3	—	—	—	—	—	—	—	—	1	2·7	6	4	1	2·5	2	3·1	6	5·5
	11—15	56	14·4	4	13·3	—	—	1	11·1	3	12·3	—	—	3	8·3	7	4·7	4	10	3	4·6	9	8·2
	16—20	33	8·2	4	13·3	1	11·1	—	—	2	8·3	1	50	—	—	10	6·7	1	2·5	3	4·6	8	7·3
	21—30	82	27·7	3	10	4	44·4	2	22·2	8	33·3	1	50	5	13·8	12	8	3	7·5	2	3·1	14	2·9
	31—40	69	18	7	23·3	1	11·1	—	—	7	29·1	—	—	3	8·3	5	3·3	1	2·5	—	—	6	5·5
	41—	63	16·2	8	26·6	2	22·2	1	11·1	1	4·1	—	—	5	13·8	2	1·3	—	—	2	3·1	5	4·4
Rauchen	stark	16	5·8	2	6·6	—	—	—	—	1	4·1	—	—	—	—	—	—	—	—	—	—	2	1·9
	mäßig	256	94·1	24	80	7	77·7	2	22·2	14	58·3	1	50	8	22·2	2	1·3	—	—	—	—	57	52·3
Trinken	stark	3	1·3	—	—	—	—	—	—	—	—	—	—	—	—	—	—	—	—	—	—	—	—
	mäßig	218	98·6	18	60	3	33·3	2	22·2	13	54·1	1	50	5	13·8	10	6·7	—	—	2	3·1	43	39·4
Wie weit bis zur Arbeit?	bis 1/2 Std.	161	41·4	13	43·3	4	44·4	1	11·1	5	20·8	—	—	15	41·6	80	53·6	20	50	31	48·4	61	55·9
	über 1/2 Std.	193	50·5	15	50	5	55·5	8	88·8	15	62·5	2	100	18	50	61	40·9	17	42·5	29	45·3	45	41·2
	zu Fuß																						
	per Bahn	28	7·2	1	3·3	—	—	—	—	4	16·6	—	—	3	8·3	7	4·7	3	7·5	4	6·2	1	0·9

Tabelle XIV.

Soziale Lage der Schriftgießer nach Schriftgießereien.

		Schelter & Giesecke, Leipzig 59 G.		H. Berthold A.-G., Abteil. Böttger, Leipzig 57 G.		Gebrüder Butter, Dresden 28 G.		Bauer & Co., Stuttgart 16 G.		H. Berthold A.-G., Abteil. Gursch, Berlin 30 G.		Woellmer, Berlin 39 G.		Genzsch u. Heyse, Hamburg 46 G.		H. Berthold A.-G., Berlin 65 G.		Gebr. Trennert, Altona 11 G.		Gebrüder Klinspohr, Frankfurt 17 G.		A.-G. für Schriftgießerei u. Maschinenbau, Offenbach 20 G.		Verteilung auf die Gesamtheit der Schriftgießer in Prozent 388 G.
			%		%		%		%		%		%		%		%		%		%		%	
Es standen im Alter von Jahren	bis 19	1	1·6	1	1·7	1	3	1	6	—	—	9	23	13	28	11	16	—	—	2	11	7	35	11·8
	20—29	12	26	7	12	9	32	6	37	5	16	3	7	10	21	12	18	3	27	2	11	5	25	19
	30—39	9	15	8	14	11	35	1	6	4	13	6	15	8	17	4	13	2	18	4	23	—	—	15·9
	40—49	12	20	15	26	5	17	1	6	12	40	9	23	3	6	13	20	2	18	4	23	3	15	20·3
	50—59	11	18	16	28	1	3	7	44	8	26	7	17	6	13	18	24	4	36	4	23	2	10	21·1
	60—69	15	25	6	10	1	3	1	6	1	3	5	12	5	10	2	3	—	—	1	5·8	3	15	10·3
	70—	2	3	3	5	—	—	—	—	—	—	—	—	1	2	—	—	—	—	—	—	—	—	1·5
Ort der Geburt	Stadt	44	74	23	40	24	85	8	50	29	96	36	93	40	86	65	100	11	100	9	52	12	60	77
	Land	15	25·4	34	59	4	14	8	50	1	3	3	7	6	13	—	—	—	—	8	47	7	35	23
Beruf des Vaters	Gießer	3	5	1	1·7	—	—	2	12	1	3	5	12	5	10	6	9	1	9	—	—	1	5	6·9
	Anderer Ber.	56	94	56	98	28	100	14	87	29	96	34	87	30	65	55	84	9	81	15	88	14	70	93·1
Beruf der Mutter	Mit Beruf	15	25	4	7	2	7	3	18	3	10	3	17	5	10	9	13	—	—	2	11	1	5	12·9
	Ohne Beruf	44	74	53	92	26	92	13	81	27	90	36	92	39	84	50	76	11	100	12	76	14	70	87

Zahl u. Alter der leb. Geschwister	Jahre 1—6	1	1·6	1	1·7	—	—	—	—	—	—	—	—	2	4	—	—	1	9	1	5·8	1	5	1·8
	7—15	7	15	4	7	—	—	2	12	—	—	4	10	16	33	6	9	3	27	1	5·8	6	30	11·3
	16—20	7	11	11	19	6	21	3	18	2	6	8	20	18	37	6	9	—	—	—	—	6	30	17·2
	21—	176	298	125	219	64	228	46	287	56	153	78	200	64	138	22	172	24	218	21	121	13	65	152·3
Ehestand	Verheiratet	51	86	49	65	20	71	13	81	26	86	25	64	23	50	42	64	10	90	14	82	12	60	75
	Ledig	8	13	8	14	8	28	3	18	4	13	14	35	22	47	16	24	1	9	3	17	8	40	25
Zahl u. Alter der leb. Kinder	bis 6 Jahre	14	23	5	8	9	32	—	—	2	6	4	10	10	21	9	13	3	27	6	35	4	20	17
	7—12 „	13	22	12	21	5	17	—	—	4	13	3	7	8	17	10	15	2	18	2	11	1	5	15·4
	13—19 „	20	33	30	44	3	10	13	19	15	50	9	21	15	31	17	26	6	54	8	47	15	15	34·5
	20— „	61	103	69	121	2	7	21	131	18	60	16	41	29	65	29	44	9	81	12	70	9	45	70·8
Lungenleiden in der Familie	—	4	6	6	10	—	—	—	—	1	3	1	2	4	8	7	10	2	18	—	—	1	5	6·7
Früherer Beruf	Stets Gießer	23	38	50	87	27	96	16	100	28	93	3	7	46	100	60	92	10	90	17	100	18	90	78
	Anderer Ber.	36	61	7	12	1	3	—	—	2	16	36	92	—	—	1	1·5	1	9	—	—	—	—	21·9
Bleikrank gewesen	—	12	20	11	19	3	10	1	6	2	6	4	10	3	6	6	9	3	27	11	64	5	25	15·7
Seit wann in dem jetzigen Beruf?	Jahre 0—2	1	1·6	—	—	—	—	—	—	—	—	6	15	7	15	5	7	—	—	1	5·8	1	5	5·4
	3—5	1	1·6	1	1·7	2	7	1	6	1	3	4	10	7	15	6	9	—	—	1	5·8	6	30	7·4
	6—10	3	5	1	1·7	3	10	—	—	—	—	—	—	3	6	2	3	1	9	—	—	2	10	3·6
	11—15	13	22	6	10	5	17	5	31	4	13	3	7	4	8	11	16	3	27	2	11	—	—	14·4
	16—20	9	15	4	7	—	—	—	—	—	—	4	10	6	13	6	19	1	9	—	—	3	15	8·2
	21—30	14	23	16	28	4	14	2	12	8	26	9	23	4	8	11	16	3	27	9	52	2	10	27·7
	31—40	12	20	12	31	3	10	4	25	13	43	7	17	5	10	8	18	2	18	1	5·8	3	15	18·0
	40—	7	11	16	28	1	3	4	25	4	13	6	15	9	19	11	16	—	—	3	17	2	10	16·2
Wie weit bis zur Arbeitsstätte	bis $^1/_2$ Stde.	34	57	17	22	13	46	9	56	3	10	18	46	36	78	12	18	8	72	1	5·8	10	50	41·4
	über $^1/_2$ Stde.	23	38	39	68	13	46	6	37	14	46	17	43	9	19	45	69	2	18	16	94	9	45	50·5
	zu Fuß																							
	Per Bahn	2	3	1	1·7	2	7	1	6	13	43	4	10	1	26	3	4	1	9	—	—	—	—	7·2
Rauchen	stark	5	8	1	1·7	1	3	—	—	2	6	1	2	3	6	3	4	—	—	—	—	—	—	5·8
	mäßig	44	76	40	70	23	82	9	56	23	76	30	76	24	52	41	63	8	72	11	64	2	10	94·1
Trinken	stark	—	—	—	—	1	3	—	—	1	3	—	—	—	—	1	1·5	—	—	—	—	—	—	1·3
	mäßig	44	74	17	29	21	75	16	100	21	70	20	51	30	65	36	55	7	63	6	35	—	—	98·6

Tabelle XV.

Wohndichtigkeit (Gießer).

	Schelter & Giesecke, Leipzig (59)				H. Berthold-Böttger, Leipzig (57)				Brüder Butter, Dresden (28)				Bauer & Co., Stuttgart (16)				H. Berthold-Gursch, Berlin (30)				Woellmer, Berlin (39)			
	2 Pers.	3 Pers.	4 Pers.	mehr als 4 Pers.	2 Pers.	3 Pers.	4 Pers.	mehr als 4 Pers.	2 Pers.	3 Pers.	4 Pers.	mehr als 4 Pers.	2 Pers.	3 Pers.	4 Pers.	mehr als 4 Pers.	2 Pers.	3 Pers.	4 Pers.	mehr als 4 Pers.	2 Pers.	3 Pers.	4 Pers.	mehr als 4 Pers.
In Wohnungen mit 1 Zimmer lebten .	2	—	1	—	1	—	—	—	3	1	—	—	2	—	—	—	4	1	—	—	4	1	3	—
In %	3	—	1·6	—	1·7	—	—	—	10	3	—	—	12	—	—	—	13	3	—	—	10	2	7	—
Mit 2 Zimmern . .	—	—	—	—	—	1	—	—	1	—	1	—	—	—	—	—	1	4	2	—	4	—	—	—
In %:	—	—	—	—	—	1·7	—	—	3	—	3	—	—	—	—	—	3	13	6	—	10	—	—	—
Mit 3 Zimmern . .	9	6	4	1	2	4	2	2	1	5	3	3	—	—	1	—	2	9	2	3	5	5	5	6
In %:	15	10	6	1·6	3	7	3	3	3	17	10	10	—	—	6	—	6	30	6	10	12	12	12	15
Mit 4 Zimmern . .	4	9	6	10	3	10	7	11	1	1	4	1	—	2	4	1	—	1	1	—	1	—	4	1
In %:	6	15	10	16	5	17	12	19	3	3	14	3	—	12	25	6	—	3	3	—	2	—	10	2
Über 4 Zimmer . .	—	1	1	7	—	1	3	6	—	—	—	3	—	—	1	5	—	1	—	—	—	—	—	—
In %:	—	1·6	1·6	11	—	1·7	5	10	—	—	—	10	—	—	6	31	—	3	—	—	—	—	—	—

Tabelle XV. (Fortsetzung.)

	Genzsch & Heyse, Berlin (46)				H. Berthold A.-G., Berlin (65)				Gebr. Trennert, Altona (11)				Gebr. Klingspohr, Frankfurt (17)				A.-G. für Schriftgießerei u. Maschinenbau, Offenbach (20)				Insgesamt in %			
	2 Pers.	3 Pers.	4 Pers.	mehr als 4 Pers.	2 Pers.	3 Pers.	4 Pers.	mehr als 4 Pers.	2 Pers.	3 Pers.	4 Pers.	mehr als 4 Pers.	2 Pers.	3 Pers.	4 Pers.	mehr als 4 Pers.	2 Pers.	3 Pers.	4 Pers.	mehr als 4 Pers.	2 Pers.	3 Pers.	4 Pers.	mehr als 4 Pers.
In Wohnungen mit 1 Zimmer lebten .	—	1	—	—	1	3	2	—	—	—	—	—	—	1	—	—	1	—	—	—	18	8	6	—
In %:	—	2	—	—	1·5	4	3	—	—	—	—	—	—	5·8	—	—	5	—	—	—	4·6	2	1·5	—
Mit 2 Zimmern . .	1	2	—	1	4	5	—	—	—	—	—	—	—	1	—	—	—	—	—	—	11	13	3	1
In %:	2	4	—	2	6	7	—	—	—	—	—	—	—	5·8	—	—	—	—	—	—	2·3	3·3	0·7	0·2
Mit 3 Zimmern . .	1	4	3	6	8	14	10	6	—	1	4	1	2	2	2	—	—	2	1	—	—	52	37	28
In %:	2	8	6	13	12	21	15	9	—	9	36	9	11	11	11	—	—	10	5	—	7·7	14·4	9·5	7·2
Mit 4 Zimmern . .	—	5	5	9	2	—	2	2	—	1	1	—	—	—	4	3	—	—	3	5	11	29	41	43
In %:	—	10	10	19	3	—	3	3	—	9	9	—	—	—	23	17	—	—	15	25	2·3	7·4	10·5	11
Über 4 Zimmer . .	—	—	2	3	—	—	—	1	—	—	1	1	—	—	1	1	—	—	—	2	—	3	9	28
In %:	—	—	4	6	—	—	—	1·5	—	—	9	9	—	—	5·8	5·8	—	—	—	10	—	0·7	2·5	7·2

Tabelle XVI.

Wohndichtigkeit (Nichtgießer).

	Justierer Fertigmacher				Stereotypeure Schmelzer				Teilerinnen Abbrecherinnen				Aufsetzerinnen u. Fräserinnen				Unterschneiderinnen Einsetzerinnen			
	2 Pers.	3 Pers.	4 Pers.	mehr als 4 Pers.	2 Pers.	3 Pers.	4 Pers.	mehr als 4 Pers.	2 Pers.	3 Pers.	4 Pers.	mehr als 4 Pers.	2 Pers.	3 Pers.	4 Pers.	mehr als 4 Pers.	2 Pers.	3 Pers.	4 Pers.	mehr als 4 Pers.
In Wohnungen mit 1 Zimmer lebten .	—	1	—	—	—	—	—	—	12	2	—	—	3	—	—	—	2	1	—	—
In %:	—	3·3	—	—	—	—	—	—	8	1·3	—	—	8·3	—	—	—	5	2·5	—	—
Mit 2 Zimmern . .	1	1	1	—	1	—	—	—	13	4	1	7	1	—	—	—	2	—	—	1
In %:	3·3	3·3	3·3	—	11·1	—	—	—	8·7	2·6	0·6	4·6	2·7	—	—	—	5	—	—	2·5
Mit 3 Zimmern . .	3	2	1	1	1	—	—	—	12	15	15	16	3	3	1	2	5	4	1	5
In %:	10	6·6	3·3	3·3	11·1	—	—	—	8	10	10	10·7	8·3	8·3	2·7	5·5	12·5	10	2·5	12·5
Mit 4 Zimmern . .	3	4	3	3	1	2	1	3	1	3	10	16	1	4	4	3	1	1	1	4
In %:	10	13·3	10	10	11·1	22·2	11·1	33·3	0·6	2	6·7	10·7	2·7	11·1	11·1	8·3	2·5	2·5	2·5	10
Über 4 Zimmer . .	—	—	—	5	—	—	—	—	—	—	5	10	—	—	—	4	—	—	1	1
In %:	—	—	—	16·6	—	—	—	—	—	—	3·3	6·7	—	—	—	11·4	—	—	2·5	2·5

	Schriftsetzer				Schleiferinnen				Schlosser, Hilfsarbeiter				Graveuer Schriftschneider				Galvanoplastiker			
	2 Pers.	3 Pers.	4 Pers.	mehr als 4 Pers.	2 Pers.	3 Pers.	4 Pers.	mehr als 4 Pers.	2 Pers.	3 Pers.	4 Pers.	mehr als 4 Pers.	2 Pers.	3 Pers.	4 Pers.	mehr als 4 Pers.	2 Pers.	3 Pers.	4 Pers.	mehr als 4 Pers.
In Wohnungen mit 1 Zimmer lebten .	—	—	—	—	4	—	—	—	8	3	—	—	2	1	—	—	—	—	—	—
In %:	—	—	—	—	6·2	—	—	—	7·2	2·7	—	—	8·3	4·1	—	—	—	—	—	—
Mit 2 Zimmern . .	—	—	—	—	1	1	—	1	6	4	1	1	—	1	1	—	—	—	—	1
In %:	—	—	—	—	1·5	1·5	—	1·5	5·5	3·6	0·9	0·9	—	4·1	4·1	—	—	—	—	50
Mit 3 Zimmern . .	—	—	—	—	3	3	3	6	11	13	2	7	1	2	2	2	1	—	—	—
In %:	—	—	—	—	4·6	4·6	4·6	9·3	10	11·9	1·9	6·4	4·1	8·3	8·3	8·3	50	—	—	—
Mit 4 Zimmern . .	1	2	1	—	3	2	11	14	5	9	11	14	—	2	2	1	—	—	—	—
In %:	11·1	22·2	11·1	—	4·6	3·1	17·1	21·8	4·6	8·2	10	12·8	—	8·3	8·3	4·1	—	—	—	—
Über 4 Zimmer . .	—	—	—	—	—	—	2	4	—	1	3	5	—	3	2	2	—	—	—	—
In %:	—	—	—	—	—	—	3·1	6·2	—	0·9	2·7	4·5	—	12·5	8·3	8·3	—	—	—	—

Daß die soziale Stellung der verschiedenen Zweige des Schriftgießereigewerbes an und für sich nicht ungünstig ist, können wir in gewisser Weise auch entnehmen der Häufigkeit, mit der ein Beruf von der Mutter ausgeübt wurde. Von 388 befragten Gießerfamilien war beispielwseise nur 47 mal die Mutter gezwungen, einen Beruf auszuüben; von 24 Schriftschneidern nur 3 Mütter. Bei den Fräserinnen und Aufsetzerinnen ging von 36 Befragten in 7 Fällen die Mutter einem Berufe nach. Meist genügte also wohl das Einkommen des Familienvaters, um die Familie zu erhalten.

Im allgemeinen hängt die Güte der Wohnung von den wirtschaftlichen Verhältnissen ab. Zu berücksichtigen ist jedoch, daß unsere Erhebung in die Zeit großer Wohnknappheit fällt, welche die Wohnverhältnisse aller Erwerbszweige ungünstig beeinflußt hat. Ganz besonderes Interesse bringen wir der Wohndichtigkeit entgegen, weil sie im vorliegenden Falle mit einen Gradmesser bildet für die soziale Lage der Bewohner. Besichtigungen oder gar Ausmessungen, welche den zur Verfügung stehenden Luftraum zu bestimmen gestatten würden, konnten begreiflicherweise nicht vorgenommen werden. Es sind jedoch die Fragebogen recht sorgsam ausgefüllt zurückgegeben worden, auch war eine gewisse Kontrolle der Angaben durch die Arbeitskollegen jederzeit möglich.

Die Wohnverhältnisse der Gießer verglichen mit denjenigen der übrigen Sparten des Schriftgießereigewerbes — wie sie aus den ausführlichen Übersichtszusammenstellungen hervorgehen (Tab. XV u. XVI), stechen in manchen Punkten vorteilhaft von den anderen ab. Von sehr stark übervölkerten Wohnungen, wo in 2 oder 3 Zimmern mehr als 4 Menschen sich zusammendrängen, weisen die Nichtgießer den größeren Anteil auf; im allgemeinen wohnen die Gießer mehr unter den günstigen Bedingungen weniger gedrängter Behausung.

Folgende Tabellen mögen die Wohndichtigkeit, Gießer verglichen mit allen Nichtgießern, erläutern (Prozentzahlen):

Es lebten in Wohnungen mit Zimmerzahl	Gießer (342)				Nichtgießer (472)			
	Personen				Personen			
	2	3	4	mehr als 4	2	3	4	mehr als 4
	in %				in %			
1	5·2	2·3	1·7	—	6·5	1·7	—	—
2	3·2	3·8	0·9	0·29	5	2·3	0·8	2·1
3	8·7	15·2	10·8	8·1	8·2	5·7	5	12·2
4	3·2	8·4	11·9	12·5	3·3	6·1	9·3	12·1
mehr als 4		0·8	2·6	8·1	—	0·9	1·6	5·7

Zum Vergleich diene die Betrachtung der Wohndichtigkeit in Berlin in den Jahren 1915—17, welchen äußerst ungünstige Verhältnisse mit stark ausgeprägter Übervölkerung zugrunde liegen.[1]

Es lebten in Wohnungen mit Zimmerzahl	Personen 2	3	4	mehr als 4
	in %			
1	1·9	1·1	0·49	0·41
2	8·9	9·6	7·4	6·59
3	5·6	10·06	11·3	13·93
4	1·3	2·6	3·4	4·83
mehr als 4	0·32	1	1·41	2·9

[1] Nach Silbergleit, Wohnverhältnisse von 5055 an Tuberkulose Gestorbenen.

		Giesecke, Justierer (4)		Giesecke, Fertigmacher (18)		Giesecke, Stereotypeure (7)		Giesecke, Teilerinn. (10)		Giesecke, Aufsetzerinn. (16)		Giesecke, Fräserin (5)	
			%		%		%		%		%		%
Alter	—19	—	—	—	—	—	—	1	10	4	25	—	—
	20—29	1	25	1	5·5	—	—	5	50	7	43	1	20
	30—39	2	50	4	22	—	—	1	10	4	25	3	60
	40—49	—	—	5	27	1	14·2	1	10	1	6·2	1	20
	50—59	—	—	6	33	1	14·2	2	20	—	—	—	—
	60—69	1	25	2	11	4	57	—	—	—	—	—	—
	70—	—	—	—	—	1	14·2	—	—	—	—	—	—
Ort der Geburt	Stadt	2	50	10	55	5	71	9	90	11	68	3	60
	Land	2	50	8	44	2	28	1	10	5	31	2	40
		Überhaupt im Schriftgießergewerbe tätig.											
Beruf des Vaters	Gießer	—	—	3	16	1	14·2	2	20	—	—	1	20
	And. Ber.	4	100	15	83	5	71	8	80	16	100	4	80
Beruf der Mutter	Beruf	—	—	—	—	1	14·2	—	—	2	12	1	20
	kein	4	100	18	100	6	85	10	100	14	87	4	80
Zahl u. Alter der lebend. Geschwister	5—6	—	—	3	16	—	—	1	10	—	—	—	—
	7—15	1	25	5	27	—	—	3	30	2	12	1	20
	16—20	1	25	5	27	—	—	3	30	3	18	2	40
	21—	5	125	25	138	18	257	9	90	33	206	23	460
Ehestand	Verheiratet	3	75	18	100	6	85	3	30	4	25	4	80
	Ledig	1	25	—	—	1	14·2	7	70	12	75	1	20
Zahl u. Alter der lebenden Kinder	—6	1	25	3	16	—	—	—	—	4	25	—	—
	7—12	3	75	5	27	1	14·2	—	—	—	—	1	20
	13—19	—	—	5	27	1	14·2	1	10	3	18	1	20
	20—	—	—	25	138	7	100	1	10	—	—	1	20
		Überhaupt im Schriftgießergewerbe tätig.											
Früherer Beruf	Gießer	—	—	18	100	4	57	6	60	—	—	1	20
	And. Ber.	4	100	—	—	3	42	4	40	16	100	4	80
Bleikrank gewesen		—	—	5	27	1	14·2	1	10	—	—	1	20
Lungenleiden in der Familie		—	—	2	11	2	28	1	10	1	6·2	1	20
Wohnungsverhältnisse	1—2 Zim.	—	—	2	11	1	14·2	2	20	3	18	—	—
	3 Zimmer	1	25	2	11	1	14·2	3	30	3	18	4	80
	über 3 Zim.	3	75	14	77	5	71·	5	50	10	62	1	20
Eintrittstag in den jetzigen Beruf Jahre	0—2	2	50	—	—	—	—	1	10	6	37	1	20
	3—5	—	—	—	—	—	—	4	40	7	43	1	20
	6—10	—	—	1	5·5	—	—	2	20	1	6·2	—	—
	11—15	1	25	2	11	—	—	—	—	1	6·2	1	20
	16—20	—	—	3	16	1	14·2	1	10	—	—	—	—
	21—30	—	—	3	16	3	42	1	10	1	6·2	2	40
	31—40	—	—	6	33	1	14·2	—	—	—	—	—	—
	41—	1	25	3	16	2	28	1	10	—	—	—	—
Rauchen	stark	—	—	1	5·5	—	—	—	—	—	—	—	—
	mäßig	3	75	17	94	5	70	—	—	—	—	—	—
Trinken	stark	—	—	—	—	—	—	—	—	—	—	—	—
	mäßig	3	75	13	72	1	14·2	—	—	—	—	—	—
Wie weit bis zur Arbeit?	bis $^1/_2$ Std.	3	75	10	55	4	57	2	20	7	43	2	40
	üb. $^1/_2$ Std.	1	25	8	44	3	42	7	70	9	56	3	60
	Bahn	—	—	—	—	—	—	1	10	—	—	—	—

Giesecke, Unterschneiderinn. (7)		Giesecke, Einsetzerinn. (4)		Giesecke, Maschinenschleiferinn. (37)		Giesecke, Handschleiferinn. (23)		Giesecke, Schlosser (8)		Giesecke, Hilfsarbeiter (13)		Berthold, Leipzig, Graveure (14)		Berthold, Leipzig, Justierer (2)		Berthold, Leipzig, Schmelzer (2)	
	%		%		%		%		%		%		%		%		%
—	—	—	—	7	18	1	4·3	—	—	2	15	—	—	—	—	—	—
2	28	—	—	19	51	9	39	1	12·5	4	30	3	21	—	—	—	—
2	28	1	25	8	21	6	23	3	47	2	15	2	15	—	—	—	—
1	14·2	3	75	3	8	6	23	1	12·5	2	15	3	21	1	50	1	50
2	28	—	—	—	—	1	4·3	1	12·5	2	15	5	35	—	—	1	50
—	—	—	—	—	—	—	—	2	25	1	7·6	1	7·1	1	50	—	—
—	—	—	—	—	—	—	—	—	—	—	—	—	—	—	—	—	—
7	100	3	75	28	75	18	78	5	62	7	69	10	71	1	50	1	50
—	—	1	25	9	24	5	21	3	47	4	30	4	28	1	50	1	50
1	14·2	—	—	1	2·7	—	—	—	—	—	—	1	7·1	—	—	—	—
6	85	4	100	36	97	23	100	8	100	13	100	13	92	2	100	2	100
1	14·2	—	—	4	10	2	8	—	—	1	7·6	1	7·1	1	50	—	—
6	85	4	100	33	89	21	91	8	100	12	92	12	92	1	50	2	100
—	—	—	—	3	8	3	13	—	—	1	7·6	—	—	—	—	—	—
—	—	—	—	22	59	11	47	1	12·5	1	7·6	—	—	—	—	—	—
1	14·2	1	25	20	54	14	60	1	12·5	5	38	2	44	—	—	—	—
18	257	8	200	67	183	67	291	13	165	28	215	40	285	5	250	4	200
5	71	2	50	12	32	9	39	7	87	9	69	9	64	2	100	2	100
2	28	2	50	25	67	14	60	1	12·5	4	30	5	35	—	—	—	—
—	—	—	—	4	10	6	23	2	25	2	15	4	28	—	—	—	—
—	—	2	50	4	10	2	8	2	25	1	7·6	3	21	—	—	1	50
2	28	2	50	5	13	9	39	1	12·5	1	7·6	8	57	—	—	1	50
—	—	2	50	2	5	7	30	4	50	2	15	5	35	5	250	2	100
4	59	—	—	1	2·7	3	13	—	—	1	7·6	12	85	1	50	—	—
3	42	4	100	36	97	20	86	8	100	12	72	2	14	1	50	2	100
1	14·2	1	25	1	2·7	6	23	—	—	1	7·6	1	7·1	1	50	—	—
—	—	1	25	1	2·7	—	—	1	12·5	2	15	—	—	—	—	—	—
—	—	1	25	1	2·7	5	21	1	12·5	4	30	3	21	—	—	—	—
5	71	2	50	8	21	6	23	3	47	2	15	—	—	1	50	—	—
2	28	1	25	24	64	12	52	4	50	7	53	11	78	1	50	2	100
2	28	—	—	15	40	11	47	—	—	4	30	2	14	—	—	1	50
3	42	1	25	18	48	7	30	2	25	7	53	—	—	—	—	—	—
—	—	—	—	1	2·7	1	4·3	—	—	—	—	—	—	—	—	—	—
—	—	—	—	1	2·7	2	8	1	12·5	—	—	3	21	—	—	—	—
—	—	1	25	—	—	2	8	2	25	1	7·6	1	7·1	1	50	—	—
1	14·2	2	50	2	5	—	—	1	12.5	1	7·6	3	21	—	—	1	50
1	14·2	—	—	—	—	—	—	2	25	—	—	5	35	—	—	—	—
—	—	—	—	—	—	—	—	—	—	—	—	—	—	1	50	—	—
—	—	—	—	—	—	—	—	—	—	1	7·6	1	7·1	—	—	—	—
—	—	—	—	—	—	—	—	7	87	9	69	11	78	1	150	2	100
—	—	—	—	—	—	—	—	—	—	—	—	—	—	—	—	—	—
—	—	—	—	—	—	1	4·3	7	87	7	53	10	71	—	—	2	100
3	42	2	50	14	35	14	60	6	75	9	69	2	14	—	—	—	—
4	59	2	50	20	54	8	34	2	25	2	15	9	64	2	100	2	100
—	—	—	—	3	8	1	4·3	—	—	2	15	3	21	—	—	—	—

		Berthold, Leipzig, Fräser (1)		Berthold, Leipzig, Schriftsetzer (8)		Berthold, Leipzig, Einsetzerinnen (10)		Berthold, Leipzig, Unterschneiderinnen (4)		Berthold, Leipzig, Schleiferin (1)	
			%		%		%		%		%
Alter	—19	—	—	—	—	5	50	2	50	—	—
	20—29	—	—	4	50	4	40	1	25	—	—
	30—39	—	—	—	—	1	10	—	—	—	—
	40—49	—	—	3	37	—	—	1	25	—	—
	50—59	1	100	—	—	—	—	—	—	—	—
	60—69	—	—	1	12·5	—	—	—	—	1	100
	70—	—	—	—	—	—	—	—	—	—	—
Ort der Geburt	Stadt	1	100	5	62	4	40	2	50	1	100
	Land	—	—	2	25	6	60	2	50	—	—
		Überhaupt im Schriftgießergewerbe tätig.									
Beruf des Vaters	Gießer	—	—	—	—	—	—	—	—	—	—
	And. Ber.	1	100	1	12·5	10	100	4	100	1	100
Beruf der Mutter	Beruf	—	—	—	—	—	—	—	—	—	—
	kein	—	—	—	—	10	100	4	100	1	100
Zahl u. Alter der lebend. Geschwister	—6	—	—	—	—	1	10	1	25	—	—
	7—15	—	—	—	—	4	40	3	75	—	—
	16—20	—	—	—	—	15	150	3	75	—	—
	21—	3	300	—	—	18	180	12	300	1	100
Ehestand	Verheiratet	1	100	4	50	2	20	—	—	1	100
	Ledig	—	—	—	—	8	80	4	100	—	—
Zahl u. Alter der lebenden Kinder	—6	—	—	—	—	1	10	1	25	—	—
	7—12	—	—	1	12·5	2	20	—	—	—	—
	13—19	—	—	1	12·5	—	—	—	—	—	—
	20—	1	100	—	—	—	—	—	—	2	200
		Überhaupt im Schriftgießergewerbe tätig.									
Früherer Beruf	Gießer	—	—	4	50	—	—	3	75	—	—
	And. Ber.	1	100	—	—	10	100	1	25	1	100
Bleikrank gewesen		—	—	—	—	—	—	—	—	—	—
Lungenleiden in der Familie		—	—	—	—	—	—	—	—	—	—
Wohnungs-verhältnisse	1—2 Zim.	—	—	—	—	—	—	—	—	—	—
	3 Zimmer	—	—	—	—	2	20	1	25	—	—
	üb. 3 Zim.	1	100	3	37	8	80	3	75	1	100
Eintrittstag in den jetzigen Beruf Jahre	0—2	—	—	—	—	5	50	2	50	—	—
	3—5	—	—	—	—	5	50	2	50	—	—
	6—10	—	—	—	—	—	—	—	—	—	—
	11—15	—	—	—	—	—	—	—	—	—	—
	16—20	—	—	—	—	—	—	—	—	—	—
	21—30	1	100	2	25	—	—	—	—	—	—
	31—40	—	—	—	—	—	—	—	—	—	—
	41—	—	—	1	12·5	—	—	—	—	1	100
Rauchen	stark	—	—	—	—	—	—	—	—	—	—
	mäßig	1	100	1	12·5	—	—	—	—	—	—
Trinken	stark	—	—	—	—	—	—	—	—	—	—
	mäßig	—	—	1	12·5	—	—	—	—	1	100
Wie weit bis zur Arbeit?	bis 1/2 Std.	—	—	1	12·5	5	50	2	50	—	—
	üb. 1/2 Std.	1	100	7	87	4	40	2	50	1	100
	Bahn	—	—	—	—	1	10	—	—	—	—

Berthold, Leipzig, Teilerinnen (14)		Berthold, Leipzig, Schlosser (8)		Berthold, Leipzig, Hilfsarbeiter (17)		Butter, Graveur (1)		Butter, Fräser (1)		Butter, Schriftsetzer (1)		Butter, Teilerinnen (12)		Butter, Unterschneiderin (1)		Butter, Hilfsarbeiter (14)	
	%		%		%		%		%		%		%		%		%
3	21	—	—	1	58	—	—	—	—	—	—	5	41	—	—	1	7·1
5	35	1	12·5	7	41	—	—	—	—	1	100	6	50	1	100	4	28
2	14	3	37	2	11	1	100	—	—	—	—	1	8·3	—	—	4	28
—	—	2	25	2	11	—	—	—	—	—	—	—	—	—	—	2	14
1	7·1	—	—	—	—	—	—	—	—	—	—	—	—	—	—	2	14
1	7·1	1	12·5	4	23	—	—	1	100	—	—	—	—	—	—	—	—
—	—	1	12·5	1	5·8	—	—	—	—	—	—	—	—	—	—	1	7·1
8	57	3	37	6	35	1	100	1	100	1	100	11	91	—	—	8	57
6	42	5	62	11	64	—	—	—	—	—	—	1	8·3	1	100	6	42
4	28	—	—	—	—	—	—	—	—	—	—	2	16	—	—	—	—
10	71	8	100	11	100	1	100	1	100	1	100	10	83	1	100	14	100
—	—	—	—	1	5·8	—	—	—	—	—	—	1	8·3	—	—	—	—
14	100	8	100	16	94	1	100	1	100	1	100	11	91	1	100	14	100
2	14	—	—	—	—	—	—	—	—	—	—	1	8·3	—	—	—	—
5	35	—	—	4	23	—	—	—	—	—	—	5	41	—	—	1	7·1
10	71	—	—	6	35	—	—	—	—	—	—	6	50	—	—	1	7·1
17	121	15	187	34	229	4	400	3	300	2	200	8	66	2	200	15	107
3	21	7	87	11	64	1	100	1	100	—	—	2	16	—	—	10	71
11	78	1	12·5	6	35	—	—	—	—	1	100	10	83	1	100	4	28
2	14	1	12·5	1	5·8	1	100	—	—	—	—	1	8·3	—	—	—	—
1	7·1	—	—	2	11	—	—	—	—	—	—	2	16	—	—	1	7·1
—	—	1	12·5	2	11	—	—	—	—	—	—	—	—	—	—	1	7·1
2	14	5	62	10	58	—	—	—	—	—	—	—	—	—	—	7	50
4	28	—	—	1	5·8	1	100	1	100	1	100	1	8·3	—	—	2	14
10	71	8	100	16	44	—	—	—	—	—	—	—	—	1	100	12	85
—	—	—	—	—	—	—	—	1	100	—	—	—	—	—	—	2	14
—	—	—	—	—	—	—	—	—	—	—	—	—	—	—	—	1	7·1
1	7·1	—	—	2	11	1	100	—	—	—	—	3	25	—	—	1	7·1
2	14	1	12·5	6	35	—	—	1	100	—	—	3	25	1	100	7	50
11	78	7	87	8	47	—	—	—	—	1	100	5	41	—	—	6	42
4	28	—	—	6	35	—	—	—	—	—	—	5	41	—	—	1	7·1
7	50	1	12·5	5	29	—	—	—	—	—	—	7	58	1	100	7	50
—	—	2	25	—	—	—	—	—	—	—	—	—	—	—	—	—	—
1	7·1	1	12·5	2	11	—	—	—	—	1	100	—	—	—	—	3	21
—	—	1	12·5	—	—	—	—	—	—	—	—	—	—	—	—	1	7·1
2	14	1	12·5	—	—	1	100	—	—	—	—	—	—	—	—	2	14
—	—	—	—	1	5·8	—	—	—	—	—	—	—	—	—	—	—	—
—	—	2	25	3	17	—	—	1	100	—	—	—	—	—	—	—	—
—	—	—	—	—	—	—	—	—	—	—	—	—	—	—	—	—	—
—	—	7	87	5	29	1	100	1	100	1	100	1	8·3	—	—	8	57
—	—	—	—	—	—	—	—	—	—	—	—	—	—	—	—	—	—
—	—	—	—	5	29	1	100	—	—	1	100	1	8·3	—	—	8	57
9	64	1	12·5	9	52	—	—	—	—	—	—	11	91	1	100	9	64
4	28	7	87	8	47	1	100	—	—	1	100	1	8·3	—	—	5	35
1	7·1	—	—	—	—	—	—	1	100	—	—	—	—	—	—	—	—

		Bauer, Teilerinnen (7)		Bauer, Unterschneiderin (1)		Bauer, Schleiferin (1)		Bauer, Hilfsarbeiter (5)		Genzsch u. Heyse, Justierer. (2)		Genzsch u. Heyse, Teilerinnen (19)	
			%		%		%		%		%		%
Alter	—19	1	14·2	—	—	—	—	—	—	—	—	3	15
	20—29	3	42	1	100	—	—	1	20	1	50	11	57
	30—39	2	28	—	—	—	—	1	20	—	—	2	10
	40—49	1	14·2	—	—	1	100	1	20	—	—	2	10
	50—59	—	—	—	—	—	—	1	20	1	50	1	5·2
	60—69	—	—	—	—	—	—	1	20	—	—	—	—
	70—	—	—	—	—	—	—	—	—	—	—	—	—
Ort der Geburt	Stadt	3	42	—	—	—	—	2	40	2	100	18	94
	Land	4	57	1	100	1	100	3	60	—	—	1	5·2
	Überhaupt im Schriftgießergewerbe tätig.												
Beruf des Vaters	Gießer	2	28	—	—	—	—	1	20	—	—	2	10
	And. Ber.	5	71	1	100	1	100	4	80	2	100	17	89
Beruf der Mutter	Beruf	1	14·2	—	—	—	—	—	—	—	—	2	10
	kein	6	85	1	100	1	100	5	100	2	100	17	89
Zahl u. Alter der lebend. Geschwister	—6	1	14·2	—	—	—	—	—	—	—	—	—	—
	7—15	1	14·2	1	100	—	—	1	20	—	—	11	57
	16—20	5	71	1	100	—	—	4	80	—	—	16	84
	21—	24	342	6	600	1	100	10	200	5	250	58	305
Ehestand	Verheiratet	3	42	1	100	1	100	4	80	1	50	7	36
	Ledig	4	57	—	—	—	—	1	20	1	50	12	63
Zahl u. Alter der lebenden Kinder	—6	1	14·2	—	—	—	—	1	20	—	—	2	10
	7—12	—	—	—	—	—	—	—	—	—	—	2	10
	13—19	2	28	—	—	—	—	2	40	1	50	1	5
	20—	—	—	—	—	—	—	6	130	1	50	2	10
	Überhaupt im Schriftgießergewerbe tätig.												
Früherer Beruf	Gießer	5	71	—	—	1	100	1	20	2	50	10	52
	And. Ber.	2	28	1	100	—	—	4	80	—	—	9	47
Bleikrank gewesen		—	—	—	—	—	—	—	—	—	—	—	—
Lungenleiden in der Familie		—	—	1	100	—	—	—	—	—	—	2	10
Wohnungsverhältnisse	1—2 Zim.	2	28	1	100	—	—	—	—	—	—	2	10
	3 Zimmer	2	28	—	—	1	100	2	40	—	—	7	36
	üb. 3 Zim.	3	42	—	—	—	—	3	60	2	100	8	42
Eintrittstag in den jetzigen Beruf Jahre	0—2	2	28	—	—	—	—	1	20	—	—	4	21
	3—5	1	14·2	1	100	—	—	1	20	—	—	10	52
	6—10	2	28	—	—	—	—	—	—	—	—	—	—
	11—15	—	—	—	—	—	—	1	20	1	50	2	10·2
	16—20	1	14·2	—	—	1	100	—	—	—	—	1	5·2
	21—30	1	28	—	—	—	—	2	40	—	—	1	5·2
	31—40	—	—	—	—	—	—	—	—	7	50	1	5·2
	41—	—	—	—	—	—	—	—	—	—	—	—	—
Rauchen	stark	—	—	—	—	—	—	—	—	—	—	—	—
	mäßig	—	—	—	—	—	—	2	40	1	50	—	—
Trinken	stark	—	—	—	—	—	—	—	—	—	—	—	—
	mäßig	1	14·2	—	—	—	—	1	20	—	—	4	21
Wie weit bis zur Arbeit?	bis ½ Std.	4	57	—	—	1	100	5	100	2	100	16	84
	üb. ½ Std.	2	28	—	—	—	—	—	—	—	—	1	5·2
	Bahn	1	14·2	1	100	—	—	—	—	—	—	2	10

Genzsch u. Heyse, Fräserinnen (4)		Genzsch u. Heyse, Unterschneiderinn. (2)		Genzsch u. Heyse, Schleiferin (1)		Genzsch u. Heyse, Abbrecherin (1)		Genzsch u. Heyse, Aufsetzerin (1)		Genzsch u. Heyse, Hilfsarbeiter (13)		Gursch, Fräser (3)		Gursch, Galvanoplastiker (2)		Gursch, Teilerinnen (25)	
	%		%		%		%		%		%		%		%		%
—	—	—	—	—	—	—	—	—	—	3	23	—	—	—	—	10	40
2	50	1	50	1	150	—	—	—	—	6	46	—	—	—	—	9	36
—	—	1	50	—	—	1	100	—	—	—	—	—	—	—	—	2	8
2	50	—	—	—	—	—	—	—	—	3	23	—	—	1	50	3	12
—	—	—	—	—	—	—	—	1	100	1	7·6	3	100	1	50	1	4
—	—	—	—	—	—	—	—	—	—	—	—	—	—	—	—	—	—
—	—	—	—	—	—	—	—	—	—	—	—	—	—	—	—	—	—
3	75	2	150	1	100	—	—	—	—	11	84	2	66	2	100	24	96
1	25	—	—	—	—	1	100	1	100	2	15	1	33	—	—	1	4
—	—	—	—	—	—	—	—	—	—	—	—	—	—	—	—	21	84
4	100	2	100	1	100	1	100	1	100	13	100	3	100	2	100	4	16
—	—	—	—	—	—	1	100	—	—	—	—	—	—	—	—	21	84
4	100	2	100	1	100	—	—	1	100	13	100	3	100	2	100	4	16
—	—	1	50	—	—	—	—	—	—	—	—	—	—	—	—	1	4
4	100	1	50	1	100	—	—	—	—	11	84	—	—	—	—	7	28
2	50	—	—	—	—	—	—	—	—	9	69	—	—	—	—	15	60
15	375	2	100	2	200	—	—	3	300	18	138	6	200	2	100	32	126
1	25	1	50	—	—	1	100	—	—	3	23	3	100	2	100	3	12
3	75	1	50	1	100	—	—	1	100	10	76	—	—	—	—	22	88
—	—	—	—	—	—	—	—	—	—	1	7·6	—	—	—	—	—	—
—	—	1	50	—	—	1	100	—	—	—	—	—	—	—	—	—	—
—	—	1	50	—	—	—	—	—	—	—	—	—	—	2	100	1	4
—	—	—	—	—	—	—	—	—	—	1	7·6	6	200	1	50	2	8
2	50	—	—	—	—	—	—	—	—	1	7·6	3	100	1	50	16	64
2	50	2	100	1	100	1	100	1	100	12	92	—	—	1	50	9	36
—	—	—	—	—	—	—	—	—	—	—	—	1	33	—	—	—	—
—	—	—	—	—	—	—	—	—	—	2	15	—	—	1	50	—	—
1	25	—	—	1	100	—	—	1	100	3	23	—	—	1	50	9	36
1	25	1	50	—	—	—	—	—	—	1	7·6	1	33	1	50	7	28
2	100	1	50	—	—	1	100	—	—	8	61	2	66	—	—	9	36
—	—	—	—	—	—	1	100	—	—	4	30	—	—	—	—	10	40
2	50	1	50	1	100	—	—	—	—	9	69	—	—	—	—	10	40
—	—	1	50	—	—	—	—	—	—	—	—	—	—	—	—	2	8
1	25	—	—	—	—	—	—	—	—	—	—	—	—	—	—	—	—
—	—	—	—	—	—	—	—	—	—	—	—	—	—	1	50	2	8
1	25	—	—	—	—	—	—	—	—	—	—	—	—	1	50	1	4
—	—	—	—	—	—	—	—	1	100	—	—	—	—	—	—	—	—
—	—	—	—	—	—	—	—	—	—	—	—	3	100	—	—	—	—
—	—	—	—	—	—	—	—	—	—	—	—	—	—	—	—	—	—
—	—	—	—	—	—	—	—	—	—	3	23	3	100	1	50	—	—
—	—	—	—	—	—	—	—	—	—	—	—	—	—	—	—	—	—
—	—	—	—	—	—	—	—	—	—	3	23	2	66	1	50	—	—
3	75	2	100	1	100	—	—	1	100	10	76	—	—	—	—	15	60
1	25	—	—	—	—	1	100	—	—	3	23	1	33·3	2	100	10	40
—	—	—	—	—	—	—	—	—	—	—	—	2	66	—	—	—	—

		Gursch, Unterschneiderinnen (3)		Gursch, Hilfsarbeiter (5)		Woellmer, Justierer (1)		Woellmer, Fertigmacher (1)		Woellmer, Graveur (2)		Woellmer, Teilerinnen (13)	
			%		%		%		%		%		%
Alter	—19	1	33·3	—	—	—	—	—	—	—	—	4	30
	20—29	1	33·3	1	20	—	—	—	—	—	—	1	7·6
	30—39	1	33·3	1	20	—	—	—	—	—	—	5	38
	40—49	—	—	1	20	—	—	—	—	2	100	1	7·6
	50—59	—	—	1	20	—	—	—	—	—	—	2	15
	60—69	—	—	1	20	1	20	1	100	—	—	—	—
	70—	—	—	—	—	—	—	—	—	—	—	—	—
		Überhaupt im Schriftgießergewerbe tätig.											
Ort der Geburt	Stadt	3	100	4	80	1	100	1	100	2	100	13	100
	Land	—	—	1	20	—	—	—	—	—	—	—	—
Beruf des Vaters	Gießer	—	—	1	20	—	—	—	—	—	—	1	7·6
	And. Ber.	3	100	4	80	1	100	1	100	2	100	12	92
Beruf der Mutter	Beruf	—	—	—	—	—	—	—	—	—	—	—	—
	kein	3	100	5	100	1	100	1	100	2	100	13	100
Zahl u. Alter der lebend. Geschwister	—6	—	—	—	—	—	—	—	—	—	—	—	—
	7—15	3	100	—	—	—	—	—	—	—	—	2	15
	16—20	—	—	—	—	—	—	—	—	—	—	3	23
	21—	5	166	11	220	—	—	3	300	—	—	13	100
Ehestand	Verheiratet	1	33·3	3	60	1	100	1	100	2	100	3	23
	Ledig	2	66	2	40	—	—	—	—	—	—	10	76
Zahl u. Alter der lebenden Kinder	—6	—	—	—	—	—	—	—	—	—	—	2	15
	7—12	1	33·3	—	—	—	—	—	—	2	100	3	23
	13—19	1	33·3	2	40	—	—	—	—	1	50	5	38
	20—	—	—	3	60	—	—	2	200	—	—	5	38
		Überhaupt im Schriftgießergewerbe tätig.											
Früherer Beruf	Gießer	1	33·3	—	—	1	100	1	100	2	100	11	84
	And. Ber.	2	33·3	5	100	—	—	—	—	—	—	2	15
Bleikrank gewesen		—	—	—	—	—	—	—	—	—	—	—	—
Lungenleiden in der Familie		—	—	1	20	—	—	—	—	—	—	1	7·6
Wohnungsverhältnisse	1—2 Zim.	2	66	2	40	—	—	1	100	1	50	7	53
	3 Zimmer	1	33·3	2	40	—	—	—	—	1	50	6	46
	üb. 3 Zim.	—	—	1	20	1	100	—	—	—	—	—	—
Eintrittstag in den jetzigen Beruf Jahre	0—2	1	33·3	2	40	—	—	—	—	—	—	3	23
	3—5	1	33·3	1	20	—	—	—	—	—	—	2	15
	6—10	—	—	—	—	—	—	—	—	—	—	—	—
	11—15	1	33·3	—	—	—	—	—	—	—	—	—	—
	16—20	—	—	1	20	—	—	—	—	—	—	1	7·6
	21—30	—	—	1	20	—	—	—	—	1	50	5	38
	31—40	—	—	—	—	—	—	—	—	1	50	1	7·6
	41—	—	—	—	—	1	100	1	100	—	—	1	7·6
Rauchen	stark	—	—	—	—	—	—	—	—	—	—	—	—
	mäßig	—	—	3	60	1	100	1	100	2	100	—	—
Trinken	stark	—	—	—	—	—	—	—	—	—	—	—	—
	mäßig	—	—	2	40	1	100	1	100	2	100	—	—
Wie weit bis zur Arbeit?	bis $^1/_2$ Std.	1	33·3	2	40	—	—	—	—	—	—	5	38
	üb. $^1/_2$ Std.	2	66	3	60	1	100	1	100	1	50	7	53
	Bahn	—	—	—	—	—	—	—	—	1	50	1	7·6

Woellmer, Unterschneiderinnen (2)		Woellmer, Hilfsarbeiter (6)		Berthold, Berlin Teilerinnen (32)		Berthold, Berlin Unterschneiderinnen (2)		Berthold, Berlin Schleiferin (1)		Berthold, Berlin Justierer (2)		Berthold, Berlin Fräser (3)		Berthold, Berlin Hilfsarbeiter (13)		Berthold, Berlin Teilerinnen (33)	
	%		%		%		%		%		%		%		%		%
1	50	—	—	15	46	—	—	—	—	—	—	—	—	—	—	14	42
1	50	—	—	10	31	1	50	—	—	—	—	—	—	5	38	11	33
—	—	—	—	4	12	1	50	—	—	—	—	1	33·3	4	30	4	12
—	—	3	50	1	3·1	—	—	—	—	—	—	1	33·3	4	30	1	3
—	—	3	50	3	9	—	—	—	—	1	50	—	—	—	—	3	9
—	—	—	—	—	—	—	—	—	—	1	50	1	33·3	—	—	—	—
—	—	—	—	—	—	—	—	1	100	—	—	—	—	—	—	—	—
2	100	4	66	32	100	2	100	—	—	2	100	3	100	13	100	33	100
—	—	2	33	—	—	—	—	1	100	—	—	—	—	—	—	—	—
—	—	—	—	2	6	—	—	—	—	—	—	—	—	1	7·6	2	6
2	100	6	100	29	90	2	100	1	100	1	50	3	100	11	84	30	90
—	—	—	—	5	15	—	—	—	—	—	—	—	—	—	—	5	15
2	100	6	100	26	81	2	100	1	100	1	50	3	100	12	92	27	81
—	—	—	—	—	—	—	—	—	—	—	—	—	—	1	7·6	—	—
1	50	—	—	5	15	1	50	—	—	—	—	—	—	3	23	6	18
3	150	—	—	24	75	—	—	—	—	—	—	—	—	6	46	23	69
1	50	13	216	34	106	8	400	—	—	6	300	—	—	20	153	34	103
—	—	5	83	3	9	—	—	1	100	1	50	3	100	9	69	3	9
2	100	1	16	28	87	2	100	—	—	—	—	—	—	3	23	29	87
—	—	1	16	2	6	—	—	—	—	—	—	—	—	4	30	2	6
—	—	4	66	1	3·1	—	—	—	—	—	—	1	33·3	3	23	1	3
—	—	3	50	1	3·1	—	—	—	—	—	—	—	—	1	7·6	1	3
—	—	4	66	1	3·1	—	—	1	200	—	—	4	133	—	—	4	12
—	—	—	—	15	45	2	100	1	100	1	50	3	100	—	—	14	42
2	100	6	100	16	50	—	—	—	—	—	—	—	—	12	92	18	54
—	—	—	—	—	—	—	—	—	—	1	50	—	—	—	—	—	—
—	—	—	—	4	12	—	—	—	—	1	50	—	—	2	15	4	12
—	—	2	33	12	37	1	50	—	—	—	—	—	—	6	46	12	36
2	100	3	50	12	37	1	50	—	—	1	50	1	33·3	5	38	12	36
—	—	1	16	6	18	—	—	1	100	—	—	2	66	1	7·6	6	18
1	50	2	33	13	39	—	—	—	—	—	—	—	—	4	30	13	36
1	50	—	—	15	45	1	50	—	—	—	—	—	—	1	7·6	15	45
—	—	1	16	—	—	—	—	—	—	—	—	—	—	2	15	—	—
—	—	—	—	—	—	1	50	—	—	—	—	—	—	1	7·6	—	—
—	—	1	16	1	3·1	—	—	—	—	—	—	—	—	1	7·6	1	3
—	—	2	33	—	—	—	—	—	—	—	—	2	66	1	7·6	—	—
—	—	—	—	3	9	—	—	—	—	—	—	1	33	2	15	3	9
—	—	—	—	—	—	—	—	1	100	1	50	—	—	—	—	—	—
—	—	—	—	1	3·1	—	—	—	—	1	50	—	—	1	7·6	—	—
—	—	3	50	1	3·1	—	—	—	—	—	—	3	100	9	69	1	3
—	—	—	—	—	—	—	—	—	—	—	—	—	—	—	—	—	—
—	—	1	50	4	12	—	—	—	—	1	50	3	100	10	76	4	12
—	—	2	33	11	33	2	100	1	100	—	—	1	33·3	6	46	11	33
1	50	4	66	20	62	—	—	—	—	—	—	2	66	6	46	21	63
1	50	—	—	—	—	—	—	—	—	1	50	—	—	—	—	—	—

		Trennert, Teilerinnen (3)		Klingspor, Teilerinnen (6)		Klingspor, Einsetzerinnen (1)		Klingspor, Unterschneiderinnen (3)	
			%		%		%		%
Alter	—19	1	33·3	—	—	—	—	1	33·3
	20—29	2	66	1	16·6	1	100	2	66
	30—39	—	—	3	50	—	—	—	—
	40—49	—	—	2	33	—	—	—	—
	50—59	—	—	—	—	—	—	—	—
	60—69	—	—	—	—	—	—	—	—
	72—	—	—	—	—	—	—	—	—
Ort der Geburt	Stadt	3	100	1	16·6	1	100	1	33·3
	Land	—	—	5	83	—	—	2	66
		Überhaupt im Gießergewerbe tätig.							
Beruf des Vaters	Gießer	—	—	—	—	—	—	1	33·3
	And. Ber.	3	100	6	100	1	100	2	66
Beruf der Mutter	Beruf	—	—	—	—	—	—	—	—
	kein	3	100	6	100	1	100	3	100
Zahl u. Alter der lebend. Geschwister	—6	1	33·3	—	—	—	—	—	—
	7—15	2	66	—	—	—	—	—	—
	16—20	3	100	1	18·6	1	100	1	33·3
	21—	6	200	22	366	5	500	2	66
Ehestand	Verheiratet	1	33·3	4	66	1	100	2	66
	Ledig	2	66	2	33	—	—	1	33·3
Zahl u. Alter der lebenden Kinder	—6	—	—	—	—	—	—	1	33·3
	7—12	—	—	4	66	—	—	—	—
	13—19	—	—	—	—	—	—	—	—
	20—	—	—	—	—	—	—	—	—
		Überhaupt im Gießergewerbe tätig.							
Früherer Beruf	Gießer	1	33·3	6	100	1	100	2	66
	And. Ber.	2	66	—	—	—	—	1	33·3
Bleikrank gewesen		—	—	2	33	—	—	—	—
Lungenleiden in der Familie		—	—	—	—	—	—	—	—
Wohnungs-verhältnisse	1—2 Zim.	—	—	—	—	—	—	1	33·3
	3 Zimmer	2	66	4	66	1	100	1	33·3
	üb. 3 Zim.	1	33·3	2	33	—	—	1	33·3
Eintrittstag in den jetzigen Beruf Jahre	0—2	1	33·3	1	16·6	—	—	—	—
	3—5	1	33·3	1	16·6	—	—	2	66
	6—10	—	—	—	—	—	—	—	—
	11—15	1	33·3	1	16·6	1	100	1	33·3
	16—20	—	—	2	33	—	—	—	—
	21—30	—	—	1	16·6	—	—	—	—
	31—40	—	—	—	—	—	—	—	—
	41—	—	—	—	—	—	—	—	—
Rauchen	stark	—	—	—	—	—	—	—	—
	mäßig	—	—	—	—	—	—	—	—
Trinken	stark	—	—	—	—	—	—	—	—
	mäßig	—	—	1	16·6	—	—	—	—
Wie weit bis zur Arbeit?	bis 1/2 Std.	2	66	1	16·6	—	—	2	66
	üb. 1/2 Std.	—	—	5	83	1	100	1	33·3
	Bahn	1	33·3	—	—	—	—	—	—

Aufsetzerinnen (2)	Klingspor, Hilfsarbeiter (2)		Offenbach, Graveure (5)		Offenbach, Teilerinnen (6)		Offenbach, Schriftschneider (2)		Offenbach, Hilfsarbeiter (5)	
%		%		%		%		%		%
100	—	—	—	—	—	—	—	—	—	—
—	2	100	—	—	5	83	—	—	—	—
—	—	—	—	—	1	16·6	—	—	1	20
—	—	—	3	60	—	—	1	50	1	20
—	—	—	1	20	—	—	—	—	2	40
—	—	—	1	20	—	—	—	—	1	20
—	—	—	—	—	—	—	—	—	—	—
50	—	—	5	100	4	66	—	—	—	—
50	2	100	—	—	2	33	2	100	5	100
50	1	50	—	—	—	—	—	—	—	—
50	1	50	5	100	6	100	2	100	5	100
50	—	—	—	—	—	—	2	100	—	—
50	2	100	5	100	6	100	—	—	5	100
—	—	—	—	—	1	16·6	—	—	—	—
200	—	—	—	—	4	66	2	100	—	—
400	5	250	—	—	5	83	1	50	—	—
200	5	250	8	160	13	216	2	100	8	160
—	1	50	5	100	1	16·6	1	50	5	80
100	1	50	—	—	5	83	1	50	1	20
—	—	—	—	—	—	—	—	—	1	20
—	—	—	1	20	1	16·6	—	—	—	—
—	—	—	4	80	2	33	—	—	3	60
—	—	—	1	20	—	—	—	—	—	—
—	—	—	5	100	3	50	1	50	—	—
100	2	100	—	—	3	50	1	50	5	100
—	—	—	—	—	—	—	—	—	—	—
—	—	—	—	—	—	—	—	—	—	—
—	—	—	—	—	2	33	—	—	1	20
50	1	50	1	20	2	33	1	50	—	—
50	1	50	4	80	1	16·3	1	50	4	80
100	—	—	—	—	—	—	1	50	—	—
—	2	100	—	—	3	50	—	—	—	—
—	—	—	—	—	—	—	—	—	1	20
—	—	—	—	—	2	33	—	—	—	—
—	—	—	—	—	1	16·3	—	—	—	—
—	—	—	1	20	—	—	—	—	3	60
—	—	—	3	60	—	—	1	50	1	20
—	—	—	1	20	—	—	—	—	—	—
—	—	—	—	—	—	—	—	—	—	—
—	—	—	—	—	—	—	—	—	—	—
—	—	—	—	—	—	—	—	—	—	—
—	—	—	—	—	—	—	—	—	—	—
50	—	—	2	40	5	83	1	50	2	40
50	2	100	3	60	1	16·6	1	50	3	60
—	—	—	—	—	—	—	—	—	—	—

Schlußfolgerungen.

Fassen wir nunmehr kurz die Hauptgesichtspunkte zusammen, die sich ergeben aus der kritischen Betrachtung der hygienischen Verhältnisse im Gewerbe des Schriftgießers:

Die objektiven Gefährdungen setzen sich hauptsächlich zusammen aus solchen, welche durch Metallaufnahme verursacht, und anderen, die rein physikalisch bedingt sind. Von den Metallen kommen Blei und Antimon in Betracht, deren Aufnahme in erster Linie erfolgt durch die Verdauungswege (verschlucktes Metall), während die Aufnahme von Metalldämpfen in den Hintergrund tritt im Gewerbe des Schriftgießers.

Aufgenommen wird Blei und Antimon während des Essens durch mangelhaft gereinigte Hände und manche andere Unsitten in den Betrieben, die einen leichtsinnigen Umgang mit den Metallen herbeiführen.

Nicht gering anzuschlagen ist die Möglichkeit der Aufnahme durch Staub, dessen Entwicklung und Bekämpfung die große crux in allen Betrieben ist. Die Staubentwicklung wird dadurch, daß auch flugfähiger Staub mit Blei und Antimongehalt in Betracht kommt, auch im Schriftgießereigewerbe zu einer Frage von großer Bedeutung. Wenn in den Schriftgießereien der Staub auch überwiegend schwer und von geringer Flugfähigkeit ist, so läßt sich doch metallischer Staub stets auch in beträchtlichen Entfernungen von den Gießmaschinen feststellen.

Die Feststellung, ob der Betrieb von einer deletären Wirkung auf den Angehörigen war, geschah bis jetzt so, daß man das Blut auf basophile Elemente durchsuchte, ein Verfahren, mit dem wir in der Tat in anderen Fällen von Bleivergiftung meist eine prompte Diagnose stellen können.

Um sich jedoch ein Bild vom Gesundheitszustand der Angehörigen des Schriftgießereigewerbes zu machen, genügt nicht allein die übliche Fahndung auf basophil getüpfelte rote Blutkörperchen. An die Bleieinwirkung scheint eine Gewöhnung einzutreten (Bleiimmunität), so daß die Alteration der Blutelemente sich nicht mehr als Basophilie oder auch Metachromasie äußert. Wir würden somit falsche Schlüsse ziehen, wenn wir uns allein auf die Basophilie der roten Blutkörperchen in diesem Falle verlassen wollten.

Die Alteration des Blutbildes bei Angehörigen des Schriftgießereigewerbes besteht vielmehr in einer exquisiten Vermehrung bestimmter weißer Formelemente des Blutes (relative Lymphocytose) und einer Verminderung der Zahl der Blutplättchen (Thrombocytopenie). Diese Verminderung der Zahl der Thrombocyten kann für die Angehörigen des Schriftgießereigewerbes als charakteristisch angesprochen werden. Vergebens sucht man nach diesem Symptom bei Angehörigen anderer Gewerbe, welches desto mehr in die Augen springt, weil die weißen Elemente vermehrt sind. Die Eosinophilie ist ein zwar häufiger, aber nicht so konstanter Befund wie die obigen Blutveränderungen.

Gehen wir nunmehr deren Ursachen nach, so finden wir im Antimon die Quelle der Schädlichkeit. Ein Zusatz von rund $^1/_4$%, wie er sich in vielen Legierungen findet, kann natürlich auf die Dauer in ganz ähnlicher Weise im Körper summierend wirken wie das Blei, besonders wenn wir berücksichtigen, daß das Antimon sich in der „Krätze“ geradezu anreichert. Auch experimentell läßt sich nachweisen, daß der Antimonzusatz des Letternmetalls zum allergrößten Teil die typischen Veränderungen des Blutbildes der Schriftgießereiangehörigen bewirkt.

Gase schädlicher Art, wie Akroleindämpfe, arsenige Säure oder Kohlenoxyd kommen in Betrieben, welche einigermaßen den Anforderungen der Gewerbehygiene genügen, nicht vor. Manche Beschwerden sind jedoch auf Ekelstoffe und übelriechende Dämpfe zurückzuführen, welche in dem unzweckmäßigen Hantieren mit der „Krätze“ und Fetten ihren Ursprung haben.

Zu den größten gesundheitlichen Unzuträglichkeiten kann es aber kommen durch Überproduktion von Wärme und exzessiv gesteigerte relative Feuchtigkeit, und es ist kein Zweifel, daß ein großer Teil der Beschwerden der Schriftgießer auf die Schädlichkeiten der Stauungswärme zurückzuführen ist. Die ungedeckten Gießpfannen der Gießmaschinen tragen sehr dazu bei, besonders aber ihre unregelmäßige Beheizung.

Eine Besserung der hygienischen Verhältnisse im Schriftgießereigewerbe kann erzielt werden in erster Linie durch weitere systematische Staubbekämpfung (Ölen der Fußböden, häufiger Anstrich der Wände, vorsichtiges Hantieren mit der Krätze, gute Abzugsvorrichtungen).

Eine Rückkehr zu den Dunsthauben über den Gießpfannen erscheint angezeigt. Eine verbesserte Form, etwa teilweise aus Marienglas, würde die von den Arbeitern nicht sehr geschätzte Haube praktischer gestalten und sich in den Betrieben besser einführen.

Erstrebenswert ist eine automatische Temperaturregulierung der Metallbäder in den Gießpfannen, durch Anbringung von Pyrometern in Verbindung mit einem Thermoregulator.

Die Prophylaxe der Erkrankungen der Schriftgießer ist jedoch zu suchen zu allererst in einer genaueren Beobachtung der persönlichen Hygiene des Arbeiters im Betriebe, ohne die auch gewerbehygienische Vorschriften und mögliche Verbesserungen in den Betrieben selbst wenig vermögen.

Die Betrachtung der gesundheitlichen Verhältnisse der verschiedenen Sparten des Schriftgießereigewerbes ergibt kein größeres Gefährdetsein der Gießer, ja die Prozentsätze, welche entfallen an den verschiedenen Krankheiten auf die einzelnen Sparten, sind geradezu bei diesen die kleinsten. Zu den besonders gefährdeten Berufen können wir, auch was Betriebsunfälle angeht, die Schriftgießerei nicht rechnen; wofür wir auch einen Beweis finden möchten in der Tatsache, daß ein merkwürdig großer Prozentsatz der deutschen Schriftgießer auf eine lange Arbeitszeit zurückblicken kann.

Wie im letzten Kapitel und den Übersichtstabellen dargetan, ist die soziale Stellung der verschiedenen Zweige des Schriftgießereigewerbes nicht ungünstig zu nennen.

FSC
www.fsc.org
MIX
Papier | Fördert gute Waldnutzung
FSC® C083411

Zeitfracht Medien GmbH
Ferdinand-Jühlke-Straße 7
99095 Erfurt, Deutschland
produktsicherheit@kolibri360.de